U0245782

中医儿科名医坐诊丛书

让孩子不再尿床

万力生　陈争光/编著

人民卫生出版社
·北　京·

图书在版编目（CIP）数据

让孩子不再尿床 / 万力生，陈争光编著. — 北京：人民卫生出版社，2023.9

（中医儿科名医坐诊丛书）

ISBN 978-7-117-34851-5

Ⅰ. ①让… Ⅱ. ①万… ②陈… Ⅲ. ①中医儿科学－遗尿 Ⅳ. ①R272.6

中国国家版本馆 CIP 数据核字（2023）第 097670 号

让孩子不再尿床

Rang Haizi Bu Zai Niaochuang

编　　著：万力生　陈争光
出版发行：人民卫生出版社（中继线 010-59780011）
地　　址：北京市朝阳区潘家园南里 19 号
邮　　编：100021
E - mail：pmph @ pmph.com
购书热线：010-59787592　010-59787584　010-65264830
印　　刷：北京顶佳世纪印刷有限公司
经　　销：新华书店
开　　本：889 × 1194　1/32　　印张：4.5
字　　数：101 千字
版　　次：2023 年 9 月第 1 版
印　　次：2023 年 9 月第 1 次印刷
标准书号：ISBN 978-7-117-34851-5
定　　价：39.80 元
打击盗版举报电话：010-59787491　E-mail：WQ @ pmph.com
质量问题联系电话：010-59787234　E-mail：zhiliang @ pmph.com
数字融合服务电话：4001118166　E-mail：zengzhi @ pmph.com

内容提要

小儿遗尿是儿科最常见的疾病，在民间流传着一句老人言：遗尿不用治，长大就好了，给太多的孩子带来了痛苦，影响深远，至今仍有很多家长深信不疑。其实，小儿遗尿是可防可治的，症状轻的患儿3个月可痊愈，即使是症状重的患儿，绝大多数半年也可治愈，迷茫中的家长和孩子要有信心。

本书以故事、提醒、告知的形式，给家长朋友们展现形形色色的遗尿案例，讲述小儿遗尿的病因病机、症状表现、疾病检查、评估诊断、中西药物、名医妙招、小儿推拿、小儿膏方、膀胱训练、唤醒训练、心理治疗、遗尿警报器、生活管理、饮食指导、治疗误区、家庭教育、干床措施、预防手段等，都是患儿家长所关心的话题。本书内容涉及面广，语言深入浅出，通俗易懂。一书在手，犹如一位名医伴随左右，遗尿不可怕，怕的是没有早治疗。

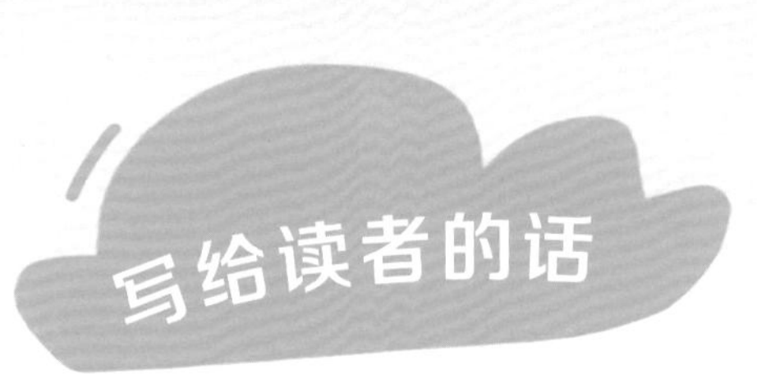

最近调查显示，中国儿童和青少年夜尿症（又称遗尿或遗尿症）的发病率较 10 年前显著增高，据统计人约有 16% 的 5 岁儿童、10% 的 7 岁儿童和 5% 的 11～12 岁儿童患有夜尿症。虽然每年有 15% 的患儿可自然痊愈，但 0.5%～2% 的患儿遗尿症状可持续至成年期。长期夜间遗尿常常给患儿及其家庭带来较大的疾病负担和心理压力，对其生活质量及身心成长造成严重不良影响。因此，儿童夜尿症一经确诊，需尽早进行治疗，家长切勿采取“观望”态度。

目前，超过 50% 遗尿患儿被忽视，很多父母误认为“尿床不是病”，没有去医院就诊。儿童夜间遗尿是个全球性问题，普遍存在认知度低、就诊率低、诊疗不规范的情况。笔者长期致力于儿童遗尿症的规范化诊治，付出了诸多努力，积累了许多成功经验，呼吁全社会、家长、医生多方携手，正确认知遗尿症，重视遗尿症的干预，让遗尿症患儿尽早诊治，重获健康美好的未来。

“尿床”不是孩子的过错，也不可怕，多方多科联动，早诊早治是关键。同时遗尿也是一个顽疾，治疗是一个相当系统的工程，要求医生、患儿与家属全面配合。

遗尿不可怕，怕的是不去治，希望医生、家长及全社会共同努力，关注遗尿儿童，使他们早日摆脱尿床的困扰，健康、茁壮、快乐地成长。

中国中西医结合学会儿科专业委员会
副主任委员、深圳市儿童医院
万力生教授
2023 年 7 月于深圳

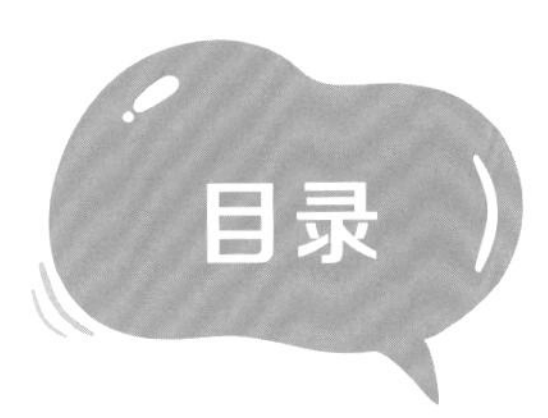
目录

第四章　名医经验与体会

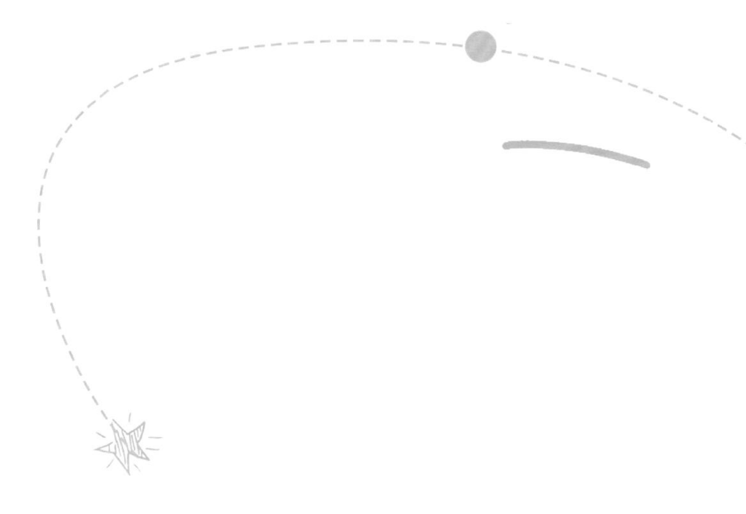

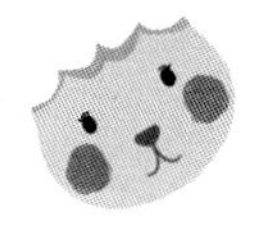

第一章

遗尿患儿的故事

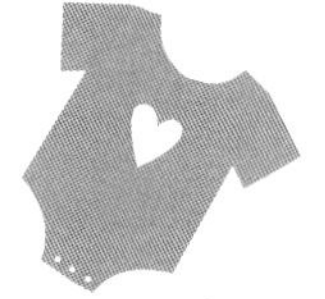

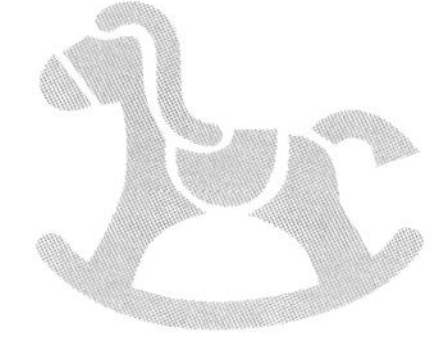

一　两兄妹上学了，还尿床，遗传了父母的“尿床基因”

患者故事

近期，遗尿门诊一位患儿家长说，家中两个孩子都尿床，小宝 8 岁了，是女孩，每晚都尿床 2 次，中午睡觉也尿床，尿量特别多，床单、被子都尿湿了，关键是尿床后还醒不了，睡得特别熟，睡在尿湿了的床单上还容易感冒。大宝是男孩，现在 14 岁了，小时候和妹妹一样严重，现在每晚尿床 1 次，尿量减少，只是尿湿床单，床上画个“地图”，偶尔自己也能醒来。

因为尿床，两个孩子异常痛苦，孩子的爸妈非常无奈无助，每晚睡觉有了一种无形的压力。孩子妈妈说，已经在多家医院治疗过，尿床情况未见改善，所以，两个孩子的遗尿症一直拖到今天。

了解病情后，我心里也不是滋味，父母寄希望于我，我也希望能把俩孩子治好。给孩子检查后发现，孩子的主要问题：一是夜间尿量特别多；二是唤醒障碍。因家长频繁叫醒孩子起夜，孩子没有建立正常的排尿条件反射。

根据孩子的病情，我给孩子制定了中西医结合的治疗方案，中药健脾补肾，西药控制孩子的夜间尿量，针灸解决孩子唤醒障碍，膀胱憋尿训练让孩子建立正常的排尿条件反射。经过 1 周的治疗后，两个孩子都来复诊，一看到孩子的表情异常开心，我就知道有效果了，通过 1 周的治疗后，大儿子没有尿床，小女儿尿床次数也明显减少，7 天中只有 2 天尿床了。

孩子有了明显的治疗效果后，家长要求增加针灸和理疗次数，想让孩子尽快治愈。我特别理解家长的心情，告诉家长，治病都需要一个过程，轻度遗尿症的治疗时间大约需要 3 个月，中、重度遗尿症的治疗时间大约需要半年以上，然后进行评估，判断是治愈了还是好转，是否需要继续治疗，切不可操之过急。

经过多次与孩子妈妈沟通，了解到孩子妈妈也从小尿床，尿床问题一直困扰她到高中，不敢住校，晚上不敢喝水，很晚才敢睡觉，最终，在上大学时才不尿床。

医生提醒

这两例兄妹遗尿症说明一个问题：遗尿症有一定的家族遗传性。研究资料显示，如果爸妈中有一人有遗尿史，孩子发生遗尿的概率约为 50%；若爸妈都有遗尿史，则遗传概率可高达 75%。由此可见，尿床不是孩子的错，千万不可责骂孩子。还说明一个问题，小儿遗尿症家长要为孩子尽早治疗，不要让孩子 14 岁了还为遗尿而痛苦。

二 11岁女孩，怕尿床，每晚穿纸尿裤睡觉

患者故事

门诊来了一个女孩，11 岁还尿床，来找我看病，原因竟然是已经买不到适合睡觉穿的纸尿裤了。

这个女孩，从小尿床，父母为了不让孩子尿湿床，每晚 12 点左右要叫醒一次，下半夜 4 点至 5 点再叫醒一次，才不会尿床。但是长期如此，一是家长很难坚持，二是晚上起夜着实痛苦，家长、孩子都睡不好。于是，家长就想到了让孩子穿纸尿裤睡觉。这一穿就到 11 岁了，要不是因为实在买不到合适的纸尿裤，家长是不会带孩子来看病的，让我实在很无语。

医生提醒

本例遗尿症患儿 11 岁了，早该脱去纸尿裤，轻松生活，舒服睡觉，尿床不可怕，可怕的是家长不尽早给孩子治疗。为了防止孩子尿床，让 11 岁孩子穿纸尿裤睡觉是极其错误的做法。其实，多数轻度遗尿症，3 个月可以治愈，为何要让孩子痛苦几年之久。遗尿症一定要早诊断、早治疗，早点儿让孩子脱离痛苦！

三　15 岁男孩，晚上尿床，白天尿频，因频繁跑厕所，很苦恼

患者故事

一个 15 岁遗尿男孩，从小父母怕孩子尿在床上，刚开始一晚上叫醒 2 次，后来发展到一晚上叫醒 3 次，目前一晚上要叫醒 4 次。一晚上不到 2 小时就要叫醒 1 次才不会尿床，有点儿夸张吧，孩子和家长都很久很久没有睡过好觉了。

仔细询问和检查，发现这个孩子，不但晚上尿床，差不多 2 小时就尿 1 次，尿在床上的尿量可不少，白天还尿频，每次小便的时间很短，一下就尿完了，尿量少。经测量，他白天每次最大尿量只有 120 毫升，按 15 岁的年龄，可以判定：膀胱容量小，是一个敏感性小膀胱。

医生提醒

本例遗尿症，15 岁的孩子为什么会出现频繁尿床，并且越来越重？还有，为什么会出现晚上尿量多，白天尿频而每次尿量少的现象？这在正常孩子，是白天尿量多，晚上尿量少的。

主要有两方面原因：一方面是遗尿症本身造成的，因为遗尿症的孩子夜间抗利尿激素分泌不足，夜间产尿量过多，是导致孩子遗尿的主要原因；另一方面，是家长不正确的干预——频繁夜

间叫醒孩子，孩子每次排尿时，膀胱均未充盈，如果长期频繁夜间叫醒孩子，膀胱就会失去锻炼机会，膀胱容量得不到提升，久而久之造成小膀胱。而正常孩子晚上会憋尿，让膀胱得到充分的锻炼，孩子尿憋醒才会上厕所排尿。因此，膀胱会随着发育逐渐变大，由于膀胱容量足够大，白天也不会出现尿频、尿量少的现象。

因此，对于遗尿孩子，尤其是敏感性小膀胱的遗尿孩子，可在中午、周末进行膀胱训练，刚开始训练时，孩子的膀胱容量提升有困难，孩子憋尿很难受，甚至不愿意配合，当膀胱训练一段时间后，孩子会感到原本特别着急想尿时，憋尿几分钟后，突然不想排尿了，而再尿急时，发现尿量比以前多了，排尿的时间变长了，这就达到了膀胱训练的效果。当孩子每次排尿量达到250～300毫升时（视孩子的年龄，年龄越大膀胱容量越大），尿床就会明显好转，轻度遗尿症的孩子，有些甚至不再遗尿了。

四　11岁男孩，晚上跑到厨房去撒尿，第2天却完全没有记忆

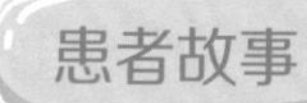

患者故事

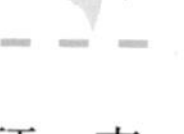

有一天上午，一位男家长给我打了一个电话，语气生硬，责问我：“你给孩子治疗2周，昨晚孩子跑到厨房去撒尿了，第2天问他为什么跑到厨房撒尿，他自己说不知道，也不记得了，是

怎么回事？”

这个孩子得了什么病呢？是遗尿症。11 岁的男孩从小尿床，每晚 2 ~ 3 次，把床单、被子，甚至床垫都尿湿了，孩子的妈妈是天天洗、天天晒，也改变不了孩子房间的尿骚味，孩子的爸爸从来不到孩子的房间去，不仅嫌弃自己的儿子，还阴阳怪气地说话，侮辱责备孩子，说“11 岁了还管不住自己的鸡鸡，蠢猪一个”之类的话，孩子委屈得掉眼泪，整天不讲话。2 周前，来我诊室看病，孩子很配合，治疗也积极，1 周后复诊时明显好转，已有不尿床的时候，开心得不得了。

接到孩子爸爸的电话，我很吃惊，原以为他是关心孩子，没想到是责问我：孩子原来在自己的房间尿床就算了，经你这一治，跑到厨房去尿了，家里到处都是尿味儿了！

这位家长关心的不是孩子的病情，而是他自己在家的感受。

我给孩子爸爸解释：这是孩子想排尿的时候可以自己醒了，只不过他醒得不够清醒，尿意仍不能战胜睡意，半睡半醒之间误把厨房当卫生间使用了，你应该为孩子高兴才对。

孩子爸爸听了，也不说谢谢，只说了一句：知道了，就挂了电话。

医生提醒

本例遗尿症，是一个有唤醒障碍的遗尿孩子，由于膀胱充盈和收缩感知功能不全以及过度疲劳致使孩子睡眠过深，不能接收来自膀胱的尿意而觉醒。这类遗尿孩子觉醒之后，往往还是迷迷糊糊、半醒不醒，误把厨房当卫生间使用了。甚至家长把尿湿了床的孩子抱起来，换上干衣裤和床单，仍然不醒，等到第二天早晨醒来，完全没有记忆。

因此，对唤醒障碍的遗尿孩子，不仅要进行膀胱训练，更要进行唤醒训练（具体方法见后面章节），把握唤醒时机——不要随意唤醒患儿排尿，应当在膀胱充盈至即将排尿时将其唤醒。强化“夜间尿意-觉醒”的神经反射，反复训练，孩子有了尿意就会觉醒了。

五　15 岁遗尿女孩被治愈，原以为无药可治，要穿一辈子纸尿裤

患者故事

在遗尿门诊，我曾经看了一个难治性的遗尿孩子，一个 15 岁女孩，已经在多家医院诊治过，都没能治愈。

病情是这样：家长说，孩子穿了 10 多年纸尿裤，每晚纸尿裤要换 2 次，入睡 1 小时后就尿床了，尿量特别多，不换纸尿裤的话第 2 次尿床会渗漏到被褥上面，睡得特别沉，怎么叫都叫不醒，第 2 天对昨天晚上发生的事又什么都不知道。

孩子从来没有去朋友家住过，也不敢去旅游住酒店，心里实在不是滋味，孩子也不停问她妈妈什么时候才能不穿纸尿裤。

我听了心里也不是滋味，尿床把孩子折磨得异常痛苦，家长也是非常无奈和无助，希望我能帮助孩子把病给治好。

我也不敢说一定能治好，因为前面几个医生已经治了很多次，只能说尽力。给孩子体检和检查后发现，孩子主要问题有三点：第一，孩子夜间尿量特别多；第二，唤醒障碍；第三，家长频繁叫醒孩子起夜，孩子没有建立正常的排尿条件反射。

根据孩子的病情，我给孩子制定了中西医结合的治疗方案，中药补肾止遗，西药控制夜间尿量，针灸帮助解决孩子唤醒障碍，膀胱憋尿训练让孩子建立正常的排尿条件反射。

2 周后，家长带孩子来复诊，孩子非常开心，一进门就给我鞠了一躬，说尿床明显好转。2 周内，只有两天晚上尿床了，也只尿了 1 次，孩子和家长都非常高兴。

当孩子听到她的遗尿症可以治愈时，非常开心，大声说："是真的吗？是真的吗？"我说是的。原来孩子以为没药可治，也不知道穿纸尿裤要穿到何时！可见小儿遗尿症，带给孩子太多的痛苦和无奈。

医生提醒

本例遗尿症，我要告诉家长：一是尽早给孩子进行膀胱训练和唤醒训练，要鼓励孩子自己战胜尿床，即使孩子有遗尿的情况，家长辛苦一下，不要责备孩子，因为治病是需要一个过程的；二是遗尿症是可以治愈的，要尽早治疗，而不是给孩子穿纸尿裤，更不需要穿一辈子，轻度遗尿症，3 个月可以治愈，中、重度遗尿症，大多数半年以上可以治愈。

六 13岁男孩、7岁女孩尿床，经常被他们的爸爸打骂，原因是以为他们懒惰

患者故事

继续给大家介绍一个有遗尿病史的家庭，这个家庭每天为遗尿而烦恼，孩子的爸爸非常不理解，两个孩子都这么大了，连大、小便这点儿事都管不好，认为孩子尿床是懒惰，经常打骂孩子，孩子的妈妈，其实是知道原因的，有苦说不出。怎么回事呢？

这个家庭有两个孩子，大儿子13岁，几乎每天晚上都会尿床1次，小时候尿量特别多，现在只尿湿床，不尿湿被子，每天在床上要画个“地图”，偶尔可以自己醒来。小女儿7岁，大多数情况，每晚尿床2次，偶尔尿床1次，中午睡觉也尿床1次，尿床了还继续睡，自己醒不了，睡得特别沉，尿量多得像“水漫金山”，床、被全湿。孩子的妈妈从小也尿床，持续到高中，一直在家住，不敢住校，上大学时，晚上不敢喝水，很晚才敢睡觉，竟然不尿床了。

两个孩子都在我这儿治疗，每周开一次药，做2次治疗，中药 + 西药 + 针灸 + 理疗 + 膀胱训练 + 生活指导 + 饮食管理，一系列综合治疗后，两个孩子的尿床次数逐渐减少，2个月以后基本上不尿床了，目前主要问题是还不能完全自醒，正在巩固治疗

中，孩子别提有多开心，治疗特别配合和积极。孩子的妈妈说，早知道有这样的治疗，她小时候就不会那么痛苦了。后来，孩子妈妈尿床的秘密，还是被孩子的爸爸知道了。好在孩子尿床的问题都解决了，孩子的爸爸也理解了，一家人不再为尿床而烦恼了，都很开心，非常感谢我，每次来看诊开药时，都让孩子给我鞠躬。我也很高兴，为又一个家庭解决了问题而高兴。

医生提醒

本例遗尿症，孩子妈妈小时候，大儿子、小女儿都尿床，可见孩子的尿床是遗传自母亲。从遗传学的角度，父母双方均有遗尿病史，孩子尿床的概率达3/4；父母双方中一方有遗尿病史，孩子尿床的概率是1/2。还有，如果第1胎尿床，第2胎尿床概率将大大增加，这个家庭完全符合。因此，父母双方中一方有遗尿病史的家庭，如果孩子遗尿，家长要从小告诉孩子，遗尿症是一种病，和其他疾病一样，可防可治，不是丢人的事，一定要给孩子早诊断、早治疗，早点儿让孩子脱离痛苦！

七　听了老人言："遗尿长大就好了"，12 岁女孩久拖没好，很苦恼，成绩越来越差

患者故事

一个 12 岁遗尿女孩，从小一直遗尿，每晚 2～3 次，每次尿量特别多，被子、床单、床垫都尿湿，睡着后叫不醒，曾在当地医院治疗过多次，效果都不明显。听了老人言："尿床没关系，长大就好了"，很长时间是放弃治疗的，由于孩子不断长大，尿床现象没有像老人说的"长大就好了"，加上孩子因担心同学知道，很是苦恼。因为压力大，她学习成绩越来越差，才听朋友介绍从海南坐飞机赶来就诊。

我仔细问诊和检查发现，这个孩子的尿床也有遗传因素：孩子的爷爷和伯伯小时候遗尿。检查孩子的膀胱容量，每次憋尿后最多尿量只有 150 毫升，按照判断遗尿症轻重程度的 5 项指标，即年龄、每夜遗尿次数、第一次遗尿发生的时间、尿湿范围与觉醒的难易看，这个孩子遗尿比较严重并且复杂。现代医学认为，遗传是导致遗尿的主要原因，与抗利尿激素水平不足、中枢唤醒障碍、膀胱容量小、排尿训练不当等多种因素有关；中医认为，主要与肾气不足有关。由于这个孩子年龄较大，病程已经较长，我采用中西医结合的方法对她进行综合治疗，包括生活管理、膀胱训练、针灸、药物治疗。

因为这是外地患者，我开了2周的药，看诊的这一周做2次针灸，第二周只服药和膀胱训练。2周后，家长带孩子来复诊，孩子异常开心，他们对我表示感谢。孩子吃药这两周只尿床3次，家长非常高兴，决定每2周飞一次深圳，坚持给孩子治疗，争取尽快治愈。

医生提醒

本例遗尿症，告诫家长朋友们，遗尿症是一种病，更是一个顽疾，一定要治疗，不要再相信“长大就好了”。不重视，久拖不治，只会给孩子带来痛苦的经历，疗愈这个病要求医生、患儿及家长全面配合。孩子遗尿不可怕，怕的是不去治疗，希望通过医生、患儿及家长的共同努力，使遗尿的孩子早日摆脱尿床的困扰，能健康、快乐地成长。

八　遗尿孩子尿湿床单、被子，甚至尿湿床垫，夜尿量特别多，原因是抗利尿激素水平低

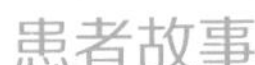

患者故事

在遗尿门诊，有很多家长反映孩子晚上的尿量特别多，即使晚上叫醒2次后还尿床，感觉夜间的尿量比白天还多，很是不正常。

有一个来自外地农村的孩子，来遗尿门诊找我看病。这个孩子夜间尿量特别多，不只是尿湿床单、被子，床垫都能尿湿。因患者经济条件差，我干脆就收孩子住院了，正好晚上记录一下这个孩子的尿量，在病房连续记录了孩子3天的排尿情况，毫不夸张地说，确实夜间尿量太多了，一个晚上，2小时叫醒他1次，共叫醒4次，他每次排尿在150～200毫升，加上早晨排尿1次（200毫升），总尿量为950毫升。

医生提醒

针对本例遗尿症，有很多家长会问：为什么遗尿孩子夜间尿量特别多，感觉夜间的尿量比白天还多？

这是因为遗尿的孩子夜间分泌抗利尿激素水平低，不能把夜间的尿量控制在一定范围内，夜间产生的尿量增多，超过膀胱的容量，因此遗尿。夜间分泌抗利尿激素水平越低，夜间尿量越多。正常儿童，夜间分泌抗利尿激素是白天的2.5倍，在凌晨01:00—02:00达到峰值，可使孩子的夜间尿量控制在一定范围内，因此不会遗尿。

2016年，我主持一项广东省中医药管理局的课题研究发现，肾气不足遗尿患儿夜间抗利尿激素水平比正常儿童低很多，经补肾中药治疗后遗尿患儿抗利尿激素水平明显升高，几乎达到正常儿童水平。可见，补肾中药可以提高人体抗利尿激素分泌，提示西医“抗利尿激素夜间分泌不足”与中医“肾气不足”可能具有某种关联。

抗利尿激素可以调整尿量，正常儿童夜里睡眠稳定后，身体会大量分泌这种激素，因此在夜里睡眠期间，尿量就减少了，就不用上厕所，可以一觉睡到天亮，而且早晨醒来的时候，也不会像刚刚治好遗尿症的孩子似的着急上厕所，因为在晚上只存储了很少量的尿液，根本不会尿急。

口服西药去氨加压素就是体外补充抗利尿激素，是补充疗法；补肾中药可激发人体自身分泌抗利尿激素，属于自然疗法。二者均可提升人体内抗利尿激素的水平，可单独治疗，也可联合治疗。

九　19 岁的大姑娘还尿床，上大学了，怕住校，担心被同学耻笑

患者故事

这是一个 19 岁还会尿床的大姑娘，病史太久了，患者太害羞，要面子，大致情况都是患者的妈妈讲述的。

患者从小在乡下外婆家长大，一直尿床，上小学的时候，晚上睡觉要尿床 2 ~ 3 次，有时叫醒 2 次后还尿床，因此，总是被外婆打屁股，只能坐在被尿湿的被、褥旁生气。外婆总是说她好吃懒做，故意跟外婆作对，不愿意去上厕所。其实真的不是的，孩子说在睡觉前已经上了好多次厕所。

小学三年级时，孩子才被父母接到深圳上学，仍是尿床，孩子的妈妈意识到是身体方面的原因，去看了很多医生，看中医，

喝了很多中药；看西医，化验、B 超都做了，没什么异常。

最初吃中药有一些效果，但孩子不想吃苦的中药，没有坚持下去。还有一个原因，就是孩子的父亲从小也尿床。孩子的奶奶说，孩子的父亲上了高中，突然就不再尿床了，存在侥幸心理，就没有继续治疗。因为尿床的原因，这个女孩子，从小不能在亲戚家留宿，更不敢去住酒店，睡觉前四五个小时不敢喝水，每晚都穿纸尿裤，睡觉很沉，打雷都不会醒的，一觉到天亮。

到了初中，她仍然尿床，学校离家近，走读没住校，也由于学习紧张的借口，没有治疗。到了要上高中的假期，也是因为高中要住校，家长带她去了多家医院治疗，在治疗过程中，她尿床次数有减少，偶尔也有不尿床的情况，坚持了 3 个多月，还是没治愈。

因为担心尿床，高中的军训，她就找理由请假，没敢参加。高中开学，8 个学生共住 1 个寝室，一到晚上，她就不敢喝一口水，室友买的冷饮、雪糕更不敢吃。到了晚上，她总是最后一个睡觉，像做贼一样，在床上铺一张塑料布，再铺一个毛巾被，然后睡觉，第二天把尿湿的毛巾被装塑料袋中，生怕同学知道，被耻笑。

这个秘密，还是没能隐藏多久，一次同学过生日庆祝，她多喝了一些可乐，又玩儿得太晚了，太困了，睡前没有铺塑料布，更没铺毛巾被，结果她在床上尿了一大片，让同学看见了。

从此，父母在学校外面租了房子，帮她转成走读生，同时她又开始断断续续吃药，但一直没有治愈。

患者的妈妈说，这次来遗尿门诊，是抱着最后的希望，也是实在没办法，要上大学了，孩子一定是要住校的，再说，也没有听说过大学生尿床的吧。

我只能安慰，虽然有点儿耽误，但是只要坚持治疗，还是有可能治愈的。

我建议孩子再认真做一次评估和检查，发现了一些患者妈妈没有讲述的新情况：患者白天有漏尿，经常会垫纸巾在内裤内，否则内裤会湿；还有，每次小便时总感觉尿无力，要使劲儿用力才能尿干净。此外，由于长期遗尿，患者有心理问题，有抑郁倾向，人际关系方面，没有关系好的同学，总是怀疑他人讲她坏话等。

综合孩子的病史、排尿日记、检查，我诊断这个孩子是非单症状性夜间遗尿症，属于难治性遗尿症。其病因复杂多样：一是遗传，孩子的父亲小时候遗尿；二是膀胱功能障碍，检查发现，19 岁孩子的膀胱容量，每次憋尿后最多尿量只有 150 毫升，是小膀胱；三是夜尿多，从孩子 7 天的排尿日记看，大多数情况下，每晚有 2 次遗尿，夜间总尿量有 700 毫升左右；四是唤醒障碍，患者睡觉很沉，父母晚上连续叫几声都不醒，一觉到天亮；五是膀胱活动过度和排尿功能障碍，日间发生漏尿，尿湿内裤，提示膀胱活动过度，每次小便时总感觉尿无力，要使劲儿用力才能尿干净，提示排尿功能障碍；六是心理行为问题，有抑郁倾向，可能存在治疗抵抗，也提示是非单症状性夜间遗尿症。

经过 3 个月治疗，患者遗尿相关症状明显好转，每晚遗尿次数已减少为 1 次，或偶有不遗尿，白天膀胱憋尿后排量已达 250 毫升以上，每次小便时不再需要使劲儿用力，基本上能尿干净，白天尿湿内裤现象大大减少。

病情有了好转，更坚定了患者治病的决心。这个女孩的遗尿症，最终经过1年左右治疗彻底治愈了。

医生提醒

本例遗尿症，很多医院、很多医生诊疗过，孩子年龄大，病程长，治疗效果不明显，对治疗没信心，依从性差。因此，诊断上显然是难治性遗尿症，为非单症状性夜间遗尿症，伴有白天漏尿、尿无力、小膀胱、膀胱活动过度以及心理行为问题。治疗方面，需采取多药联合、中西药联合、心理治疗、控尿训练、盆底肌训练及膀胱训练等综合治疗方法，延长疗程。自我管理方面，要管好睡眠、管好饮水、管好吃饭、管好控尿、管好排便、管好用药，定期复诊，治疗不间断。

最后，我想说，遗尿不可怕，拖延治疗才真的害孩子一生，希望看到这篇文章的遗尿孩子的父母（即使孩子是难治性遗尿症），要鼓足勇气带孩子去医院，早发现，早诊断，早治疗。

十 12岁男孩，害怕尿床，不敢睡觉

患者故事

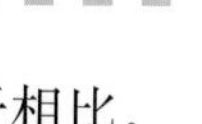

一个12岁男孩，是小学六年级学生，与同龄的孩子相比，显得怯弱胆小，缺乏自信。究其原因，是孩子从小尿床，刚开始

时，家里人都没说什么，大家一致认为，孩子长大自然就会好，父母每天都要洗、晒被褥，可随着孩子年龄增长，尿床并没有像大家想的那样好转，有一次，孩子的母亲实在忍受不了了，当着全家人的面，数落了孩子尿床的事，认为尿床就是孩子不懂事。

谁知，母亲的生气之言，让孩子的自尊心受到极大伤害。从此，孩子一到晚上睡觉时，就频繁地上厕所，其实每次尿量都很少，他一直睁着眼睛看天花板，不敢睡觉，第二天上学，却总在课堂上睡觉，老师开始反映孩子上课、学习不认真。

没办法，家长带孩子去医院检查，尿常规、X 线、B 超检查结果都正常。

是什么原因让孩子不敢睡觉？孩子说害怕尿床，怕妈妈再批评，怎么劝都没有用。

孩子的妈妈说：就批评过 1 次，其实，家里人也没当回事，没想到“尿床”成了孩子的心结。

医生提醒

针对本例遗尿症，想对害怕尿床而不敢睡觉的孩子家长说，一是不要再批评孩子尿床，遗尿不是孩子的错，这是一种病，叫遗尿症，和感冒、咳嗽一样，经过一段时间的治疗，只要合理用药，是能治好的，一定要有信心；二是越早治越好，年龄越大越自卑。要是孩子不尿床了，怎么会怕呢？

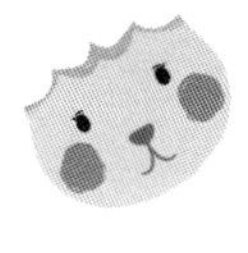

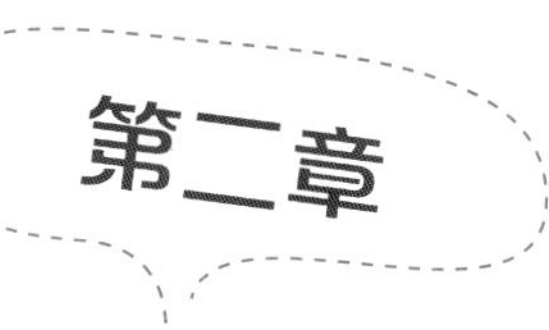

第二章

看清遗尿症的本质

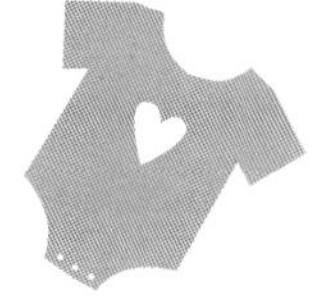

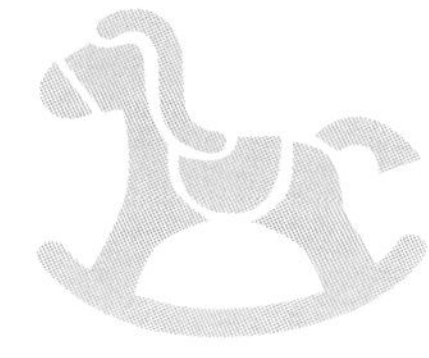

一 小儿尿床，有轻、有重、有自愈、有易治、有难治

尿床的情况，其实每个孩子是不会完全相同的，但共同点都是尿床。就尿床这一现象，很多家庭也有不同的认识，年长的老一辈认为孩子长大就会好的，不用治；年轻的妈妈说受不了，要早治、早解决。

究竟孩子尿床在什么情况下需要治疗，今天，我给家长朋友们讲清楚，符合以下情况的孩子一定要治疗。

国际儿童尿控协会于2006年制定夜间遗尿症的定义：年龄≥5岁，无中枢神经系统病变的儿童，在睡眠中出现不自主的漏尿现象，每周至少2次并持续≥3个月，为遗尿症。

过去，也有一些儿科学指南中曾界定年龄为3岁，现在，国内、外对遗尿儿童的年龄界定达成专家共识是5岁及以上。

现已将夜间尿失禁和其他原因引起的夜间尿床统称为夜间遗尿症，夜间遗尿症又分为单症状性夜间遗尿症和非单症状性夜间遗尿症。

1. 单症状性夜间遗尿症　仅有夜间遗尿而无合并其他下尿路症状。根据遗尿出现的特点，可进一步分为原发性遗尿症和继发性遗尿症。

原发性遗尿症：指遗尿症状自幼持续存在（无症状期不超过6个月）的遗尿症。

继发性遗尿症：指曾发生过遗尿，有过至少6个月的无遗尿症状期，而后再次发生的遗尿症。

从发病机制上看，原发性遗尿症和继发性遗尿症有以下区别。①原发性遗尿症：是指孩子神经系统排尿中枢的控制能力弱或脊髓及各神经传导通路障碍，抗利尿激素（ADH）分泌减少，膀胱功能发育延迟，尿道的关闭功能不全，遗传、睡眠觉醒功能障碍等原因导致遗尿；②继发性遗尿症：是指曾经形成过控制排尿的能力，但后来由于精神创伤、行为问题，以及继发于膀胱或全身的疾病等出现了遗尿。

从起病的年龄来看，原发性遗尿症和继发性遗尿症的区别如下。①原发性遗尿症：是指出生后一直遗尿者；②继发性遗尿症：指患儿在 5 岁以内，曾有一段时间（3 ~ 6 个月）不遗尿，而后再发生遗尿者。

2. 非单症状性夜间遗尿症 指除夜间遗尿症状外还合并下尿路症状或膀胱功能障碍，包括日间尿频、尿急、尿失禁、排尿困难或下尿路疼痛等。

遗尿症相关术语及定义

术语	定义
遗尿	≥ 5 岁儿童平均每周至少 2 次夜间不自主排尿，并持续 3 个月以上
单症状性夜间遗尿症	患儿仅有夜间遗尿，不伴有日间下尿路症状
非单症状性夜间遗尿症	患儿不仅有夜间遗尿，还伴有日间下尿路症状（如尿急、尿失禁、排尿延迟等）
原发性遗尿症	自幼遗尿，没有 6 个月以上的不遗尿期，并除外器质性疾病
继发性遗尿症	之前已经有长达 6 个月及以上不遗尿期，而后又再次出现夜间遗尿

续表

术语	定义
夜间多尿	夜间尿量超过同年龄段儿童预期膀胱容量130%
膀胱过度活动症	一种以尿急症状为特征的综合征,可伴或不伴有急迫性尿失禁
预期膀胱容量	指不同年龄儿童的预计膀胱容量。计算公式为[30 +(年龄 ×30)],单位为毫升
最大排尿量	24 小时内出现的单次最大排尿量(早晨第一次排尿除外),该排尿量需在膀胱日记中保持记录超过 3 ~ 4 天
漏尿	多指白天不知不觉将尿液排出体外

二 5~10 岁儿童遗尿症发病率高达 10%，男孩是女孩的 2 倍

全世界范围内遗尿症的发病率均较高，特别是欧美等国家均报道，在 5 ~ 10 岁儿童中，发病率高达 10%，成人中也有 1% 的发病率。

最近调查显示，中国儿童和青少年夜间遗尿症的发病率较 10 年前显著增高，已接近欧美国家发病率的水平。据统计，大约有 16% 的 5 岁儿童、10% 的 7 岁儿童和 5% 的 11 ~ 12 岁儿童患有夜间遗尿症。男孩夜间遗尿症发病率是女孩的 2 倍。

儿童夜间遗尿症虽不会对患儿造成急性伤害，但长期夜间遗尿常常给患儿及其家庭带来较大的疾病负担和心理压力，对其生活质量及身心健康造成严重不良影响。

此外，虽然每年有15%的夜间遗尿症患儿可自然痊愈，但0.5%～2%的患儿遗尿症状可持续至成年期。

因此，儿童夜间遗尿症一经确诊需尽早进行治疗，家长切勿采取“观望”态度。

三　孩子夜间尿量越多、次数越多、年龄越大，遗尿症就越严重

有家长跟我说，自家儿子8岁，以前每晚都遗尿，次数都是2次，尿量多，被褥经常会弄湿一大片。最近突然发生变化，每周只有3～4天遗尿，而且每晚只遗尿1次，尿量也变少了，只是尿湿内裤。是不是孩子长大了，遗尿次数就会减少呢？

我分析一下这个孩子的情况，从遗尿的次数来看，以前每晚遗尿2次，现在1次；以前每晚遗尿，现在每周只有3～4天遗尿，遗尿次数是减少了，就说明发育对遗尿好转有利。遗尿的次数，一般是要经过多次反复的，从总体来看，随着孩子的发育，遗尿次数逐渐减少的情况比较多。

从遗尿的尿量来看，以前把被子、褥子都弄湿了，现在只是尿湿内裤，晚上尿量减少也应该是与孩子的发育有关。只尿湿一点儿，是因为孩子睡得不太沉时突然收缩膀胱所致。睡觉时分泌的抗利尿激素是让遗尿症不治而愈的重要物质，有时会在孩子半梦半醒期间产生抑制作用，抗利尿激素分泌少，就会遗尿。

对于夜里产生尿量逐渐减少的清晨遗尿型或偶尔遗尿的类型，家长不必担心。与此相反，家长需要重视的是夜里尿量多，

刚刚睡下就遗尿且一晚上尿两三回的类型。

如果孩子到了 6 岁还是入睡即遗尿，并且每晚都尿床，就是重度遗尿症。如果家长放任不管、不治疗，孩子进了小学、中学以后仍会尿床。因此，家中有遗尿症患儿，家长有必要了解一下孩子年龄、遗尿次数的相互关系，然后根据孩子的情况选择是否需要去医院就诊。

遗尿孩子的年龄、遗尿次数与家长处理建议等的相互关系，详见下表，供家长朋友们参考。

遗尿的年龄和次数与家长的处理建议

年龄	每晚遗尿 2 次以上	每晚遗尿 1 次	每星期有一半夜间遗尿
2 岁	需要注意	不必担心	不必担心
3 岁	需要注意	需要注意	不必担心
4 岁	要看医生	需要注意	不必担心
5 岁	一定要看医生	要看医生	要看医生

四　父母千万别对遗尿孩子吼，会对孩子的心理、身体造成严重伤害

过去多数家长对孩子的遗尿习以为常，认为遗尿不是病，长大了自然会好，其实不然，遗尿症不治疗，每年仅有 15% 的遗尿孩子会自动痊愈，且遗尿严重程度不同的孩子日后自愈的可能性也不同。病情越严重、尿床越频繁的孩子，日后自愈的可能性

越小。为了保证孩子的身心健康成长，及时治疗是很有必要的。

毫无疑问，遗尿孩子的自尊心肯定会受到伤害。有些家长以为孩子小，不太在乎尿床，其实不然，当孩子发现治疗后自己不尿床了，脸上的喜悦和自信，好像变了一个人，开心得不得了，会主动和家长说，我今天又没尿床了。

有些孩子会在遗尿前梦到自己要去上厕所，或梦见自己找厕所，或梦见自己淹在水中，这类孩子的大脑苏醒中枢不够警醒，尿意敌不过睡意；如果连梦都没有做，不知不觉睡到天亮，这种孩子的大脑苏醒中枢障碍就更加严重。

还有的孩子，因先天膀胱容量较小、神经系统发育迟缓、家族遗传等因素导致遗尿，真的不是孩子故意要遗尿。家长在脱口骂人、责打前要想想孩子平时的排尿习惯，免得冤枉了无辜的孩子。我在临床上碰到过一个遗尿孩子的父亲，总认为孩子懒，是睡前不上厕所导致的遗尿，冤枉了自己的孩子。

长期遗尿会影响到孩子的心理，造成孩子行为障碍，亲子关系紧张，父母应以支持、鼓励代替责罚，必要时送医院治疗。

过去，孩子遗尿，因没有特效药物，所以大多没有治疗，是没有办法而已，也只能如此。现在，遗尿有了很好的治疗方法，就不应该放弃治疗。如果您的孩子 5 岁了，还是控制不住小便，搞得一家人经常半夜起来换床单，孩子、大人都休息不好。

还有，除了在家里尿床，孩子在幼儿园午睡时也会尿床，可能会被同学嘲笑，自尊心受到伤害，这种伤害有时甚至是很严重的。

一位家长在诊室对我说：“我每天去幼儿园接孩子，平时，孩子都会跑上来要求抱抱，告诉我幼儿园里发生的事情。但是，有一天孩子却没这么做，只是一路低着头，话也很少，当时我就觉得有点儿不对劲，觉得肯定是发生了什么。晚上吃饭时，我试着问孩子在幼儿园里今天做了什么，是否发生了有趣的事情，孩子只是简单地回应了一下，然后默默地吃饭。在洗碗时，孩子走到我身边，跟我说他不想去幼儿园了，因为中午又尿床了，同学们给他起了外号，叫作‘尿床鬼’，说着说着，孩子就哭起来了。”

所以，不要再认为遗尿症是小毛病，不去治疗会对孩子的心理健康、发育等造成影响。有遗尿孩子的家庭，由于家长怕孩子尿床，晚上频繁地叫醒孩子，导致孩子睡眠严重不足，长期处于脑疲劳状态，引起脑垂体分泌的各种激素不足。抗利尿激素分泌不足，会引起遗尿症；生长激素分泌不足，会引起矮小症。孩子睡眠严重不足，还会导致孩子注意力不集中，大脑神经发育与精细动作不协调，比正常儿童智商低等；也会导致免疫力低下、消化功能差。小儿遗尿，虽然病不大，但天天困扰着家长，伤害着孩子的心理和身体健康。

五　导致原发性遗尿症的病因主要有五方面——遗传、抗利尿激素水平不足、唤醒障碍、膀胱功能障碍、排尿训练不当

人体是一个复杂的机体，**储尿、排尿**功能在膀胱，但**产生尿液**在肾脏，**指挥**在神经系统（中枢）。

正常情况下，体液经肾脏反复过滤，尿液经输尿管流到膀

胱，膀胱充满以后，由膀胱壁上的神经元收集信号，经脊柱内的交感神经传给大脑，孩子找一适当的时间、适当的地点（厕所），大脑发出指令给膀胱括约肌，肌肉收缩，尿液排出。

不论哪个器官功能失常，都可以导致遗尿症的发生。小儿遗尿症的病因复杂多样，主要有五方面的原因。大量研究表明，导致孩子遗尿的原因可能是一个，也可能是多种原因共同作用，任何环节出现问题都可能引起遗尿，下面一一讲解。

原因一：遗传。遗尿有明显的遗传倾向。若孩子的父母都曾是遗尿症患者，他们的孩子便有 75% 的概率会患遗尿症。假如只是父母中任何一方曾为遗尿症患者，他们的孩子有 50% 的概率会患遗尿症。这类孩子通常在达到父母停止遗尿的年龄时，便会不药而愈，也有可能更早康复。遗传基因定位在 13 号染色体 22q11 上。中医学认为，遗尿与脏腑功能发育不完善有关，如膀胱发育延迟、功能薄弱，特别是肾、脾、肺虚弱而引起。

原因二：抗利尿激素水平不足。正常儿童，夜间分泌抗利尿激素是白天的 2.5 倍，在凌晨 01:00—02:00 时达到峰值，可使夜间尿量控制在一定范围内，因此不会遗尿。遗尿的孩子夜间分泌抗利尿激素水平低，不能把夜间的尿量控制在一定范围内，夜间产生的尿量增多，超过膀胱的容量，因此遗尿。

抗利尿激素可以调整尿量，正常儿童夜里睡眠稳定后，身体会大量分泌这种激素，因此在夜里睡眠期间尿量就减少了，就不用上厕所，可以一觉睡到天亮，而且早晨醒来的时候，也不必像刚刚治好遗尿症的孩子似的着急上厕所，因为在晚上只存储了很少量的尿液，根本不会尿急。相反，遗尿患儿夜间分泌的抗利尿激素量不足，在夜间就会产生大量尿液，胀满膀胱，导致遗尿。

让遗尿患儿住院，检查后会发现遗尿患儿在夜里睡眠期间的尿量很多。我曾经检查了一位 15 岁重度遗尿症的孩子，一晚上排出了 950 毫升尿液。

一般来说，小学生全天的尿量为 1 000～1 500 毫升，而夜间的尿量都在 200 毫升以下，这种程度的尿量是不会导致孩子遗尿的。但遗尿患儿晚上的尿量是正常儿童的 4 倍以上（800 毫升），一晚上甚至遗尿 3～4 次。据此可以判断，每晚遗尿 1 次的患儿，夜间尿量为 200 毫升以上；每晚遗尿 2 次的患儿，夜间尿量为 400毫升以上。所以说，遗尿的次数和遗尿的严重程度成正相关。

原因三：唤醒障碍。遗尿孩子的**膀胱充盈**和**收缩感知功能不全**以及**过度疲劳**致使睡眠过深，导致唤醒障碍，不能接受来自膀胱的尿意而觉醒。这类遗尿孩子唤醒之后，往往还是迷迷糊糊、半醒不醒的。大人把尿湿床的孩子抱起来，换上干衣裤和床单，孩子仍然不醒，等到第二天早晨醒来，对尿床的经过完全没有记忆。

原因四：膀胱功能障碍。有两种情况。

其一，膀胱功能性容量小。正常儿童膀胱的容量足够大，足以储存一晚上产生的尿，不会遗尿。遗尿孩子产生尿量超过膀胱的容量，由此而遗尿。我对遗尿儿童进行膀胱容量的检查发现，尿床孩子的膀胱功能性容量均不同程度地小于正常儿童，平均要小 50%。

其二，敏感性膀胱（对贮尿的敏感性高）。这类孩子膀胱长期处于收缩状态，一有尿马上就尿，常常白天或睡前尿频、尿急，甚至尿失禁。

原因五：排尿训练不当。主要是孩子小时候长期戴尿布、穿纸尿裤，有些家长在孩子躺在床上睡眠时替孩子接尿，造成孩子睡眠中排尿的习惯，容易发生夜间遗尿。

六　继发性遗尿的发病原因有两方面——心理、情绪及环境影响，膀胱或全身疾病

1. 心理、情绪及环境影响　如突然与家人分开（入托、留守）、家中变故（父或母死亡）、对新环境不适应等，造成孩子精神紧张和情感危机，导致孩子不能控制排尿，这类遗尿常为间歇性或一过性，也有一些长期未遗尿的孩子再次遗尿。

2. 继发于膀胱或全身疾病　主要是下尿路刺激和多尿，如下尿路畸形或梗阻合并尿路感染、某些食物过敏，导致多尿的全身性疾病如糖尿病、尿崩症、肾功能不全及肾小管疾病等。

七　长期便秘，也会引起遗尿

在临床上，经常遇到一些遗尿症的孩子，伴有便秘，遗尿怎么也治不好，奇怪的是便秘治好了，尿裤子、尿床也就好了。

这是怎么回事？遗尿和便秘有关系吗？如果控制排尿的各项检查都没有问题，这时候就应该考虑是不是有功能性疾病，比如儿童膀胱直肠功能障碍。

儿童膀胱直肠功能障碍是指儿童同时存在下尿路症状和直肠功能异常表现，但解剖及神经系统正常的一种儿童常见疾病。排尿异常表现包括尿频、尿急、遗尿、排尿困难、漏尿、尿失禁

等；排便异常表现包括便秘或腹泻、大便失禁等。

为什么便秘会影响排尿？原因比较复杂。研究发现，一方面，便秘时，直肠壶腹部的粪块强烈刺激感觉神经，影响大脑对膀胱充盈的感知而造成遗尿；另一方面，长期便秘的孩子存在直肠扩张，扩张的直肠压迫膀胱壁，使膀胱的容量减小，膀胱及泌尿生殖道变形，从而导致遗尿的发生。尤其是慢性便秘的患儿，直肠长期处于充盈或未排空状态，导致膀胱壁长期受压，出现不可控制的膀胱收缩，发生遗尿。

行为治疗是改善儿童膀胱直肠功能障碍的重要方法。儿童膀胱直肠功能障碍治疗需要多学科联合，并且行为治疗与生活习惯改善十分重要。

1. 沟通和引导　对于儿童膀胱直肠功能障碍的治疗，家长的配合非常关键，决定治疗的成败。首先，要让患儿和家长了解这个病是怎么回事，理解行为治疗是干什么；其次，让家长意识到他们在治疗中的关键地位，取得家长配合。

2. 缓解便秘　有研究发现，当遗尿患儿的排便问题改善后，很多患儿白天尿失禁明显减少，有的遗尿患儿甚至白天尿失禁完全消失，遗尿症状消失。增加蔬菜等高纤维食物摄入、多喝水、加强运动锻炼、养成定时排便的习惯，这些措施都有助于缓解便秘。

3. 如厕训练　是排尿障碍的主要行为治疗方法，通过适当憋尿让患儿掌握控制排尿的技能，改善尿频、尿失禁，提高患儿的生活质量。

4. 动画生物反馈　可以有效治疗膀胱直肠功能障碍儿童的排尿、排便功能障碍。原理是把治疗仪放在患儿直肠内，感受压力变化，将这些肌肉活动的信息转化为动画信号反馈给患儿，指导患儿进行盆底肌肉训练。

如果 6 个月后，如厕训练、生物反馈等疗法效果不佳，可以考虑药物治疗或者手术治疗等。

八　隐性脊柱裂是遗尿孩子特有的发育异常表现，不是导致遗尿的原因

隐性脊柱裂是遗尿孩子特有的发育异常表现之一。患有遗尿症的孩子通常要做腰骶椎 X 线检查，发现多数遗尿孩子存在隐性脊柱裂，最常见于腰骶部，常累及第 5 腰椎和第 1 骶椎。隐性脊柱裂属于先天性疾病，主要是由神经系统发育畸形所引起的。在孩子没有任何临床症状的情况下，一般是不需要治疗的。

九　孩子憋不住尿，是逼尿肌、尿道内括约肌、尿道外括约肌、横膈及腹肌出了问题

肾脏就像人体的“净水器”，输尿管就是“进水管”，膀胱就是“蓄水池”，括约肌就是“出水开关”，尿道就是“出水口”。我们每天吃的食物，最终会在血液里变成尿素、尿酸等代谢废物。这些“垃圾”会随尿液排出，并通过输尿管、膀胱、尿道组成的泌尿系统排出体外，才能避免伤害身体。

膀胱是储存尿液的容器，就像一个装水的气球，大小、厚度

都会随着尿液的多少而变化。孩子喝了很多水，能不能憋住尿，全看括约肌。

有一些女孩子尿路感染后憋不住尿，湿了裤子，与哪些肌肉有关？

当出现泌尿系统感染时，比如患有膀胱炎、尿道炎，会让膀胱黏膜变得特别敏感，尿意中枢会一直处在兴奋状态，只要一有尿液，排尿的肌肉就会收缩，让人有迫不及待想排尿的感觉。

与排尿有关的肌肉主要有以下 5 种。

1. 逼尿肌　膀胱顶部、前壁和侧壁的肌肉由逼尿肌构成，是一组具有紧张性和调节性的特殊肌肉结构。当膀胱正常尿液充盈未达到饱和阶段时，能自然地调节膀胱内压，使其并不随着尿量的增多而逐渐上升，但当尿量达到 300 ~ 400 毫升时，逼尿肌受到刺激发生收缩，上部尿道呈漏斗形开放，同时膀胱颈部拉开，膀胱出口和尿道相互协调，从而完成正常排尿。

2. 尿道内括约肌　由上部尿道的一部分和膀胱颈所组成。它们是富含弹力纤维和平滑肌的结构，决定尿道壁所产生的张力。

贮尿时，逼尿肌松弛，膀胱颈部和上尿道保持持续的闭合状态，使尿道内压逐渐增加，且始终高于膀胱内压，排尿得以抑制，完成贮尿过程。

排尿时，逼尿肌收缩，尿道内括约肌松弛，膀胱内压高于尿道内压，尿液得以排放。

3. 尿道外括约肌　位于尿生殖膈处，是协助排尿的另一个闸门，收缩时可终止排尿。尿道外括约肌由横纹肌组成，包绕在尿道周围。男性尿道外括约肌位于尿道膜部，呈完整的环形肌，近端较为薄弱；女性尿道外括约肌位于尿道中 1/3 处，向近侧逐渐减少，后部缺如。

尿道外括约肌对排尿控制很重要，但排尿不一定需要尿道外括约肌参与。用箭毒使尿道外括约肌麻痹后也不会出现尿失禁。但尿道外括约肌对预防压力性尿失禁确有重要作用，且其在病理性收缩亢进时可导致严重的排尿障碍。此外，肛提肌对尿道也有括约肌的功能。

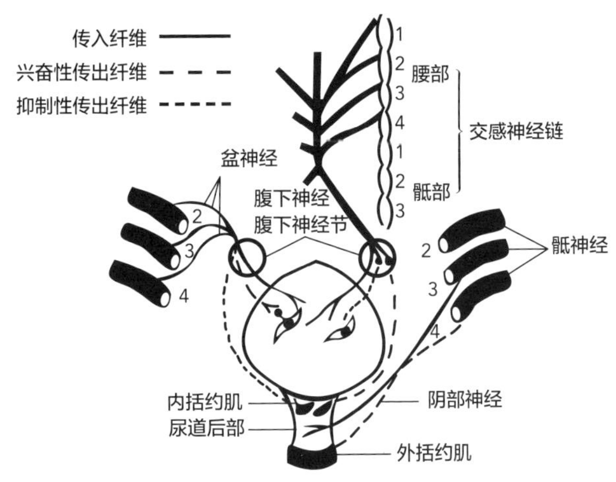

4. 横膈和腹肌　均有辅助排尿的作用，能增加膀胱内压力，促进尿液排出。当然在正常排尿时，没有膈肌和腹肌的协助也能顺利排尿。

十　正常排尿方式有两种，一种是膀胱达到最大容量自动溢尿，另一种是主动排尿

正常排尿是人在适当的时间和地点，主动地排空膀胱的过

程。机体在两种情况下有排尿诉求。一种是膀胱内存有大量的尿液，接近或达到膀胱的最大容量，产生强烈的尿意，这种强烈的尿意如果强行控制而不及时排出，将出现自动溢尿、膀胱破裂或诱发急性尿潴留。另一种是主动排尿，在一定时间范围内，人体可决定是否立即排尿或再等待一段时间。

成人膀胱贮尿量达到 700 毫升时，膀胱内压可增至 3.43 千帕，此时逼尿肌开始出现节律性收缩，排尿欲也明显增强，但大脑还可以有意识地控制排尿；当膀胱内压达到 6.86 千帕以上时，即可出现明显的尿意，以致出现自动溢尿。小儿的膀胱容积相对成人要小得多，当膀胱贮尿量达到成人的一半时，就会出现自动溢尿。

排尿是一种神经反射活动，当成人膀胱贮尿容量达到 400 ~ 500 毫升时，膀胱壁上的牵张感受器因受刺激而兴奋，兴奋信号沿盆神经传入到达脊髓 S_2—S_4 的排尿反射初级中枢，同时冲动经上行脊髓束到达脑干和大脑皮质的排尿反射高级中枢并产生排尿欲。大脑皮质和脑干发出的冲动沿下行传导束（下行脊髓束）到达脊髓，冲动沿盆神经传出到达膀胱，引起逼尿肌收缩，内括约肌松弛，尿道内压下降，低于膀胱内压，尿液进入上部尿道。此时尿液还可以刺激尿道的感受器，产生兴奋性冲动，沿盆神经再次传到脊髓排尿中枢进一步加强其活动，同时反射性地控制阴部神经的活动，使尿道外括约肌开放，于是尿液在强大的膀胱内压（可达 14.7 千帕）驱使下排出膀胱。尿液刺激尿道反射性地加强排尿中枢的活动，这是一种正反馈，使排尿反射得到进一步加强，直至尿液全部排空为止。在排尿过程的最后，由于尿道海绵体的收缩，可以将残余在尿道内的尿液排出尿道。排尿时，膈肌和腹肌的收缩也能产生较高的腹内压，从而增加膀胱的压力，加快尿液排出。

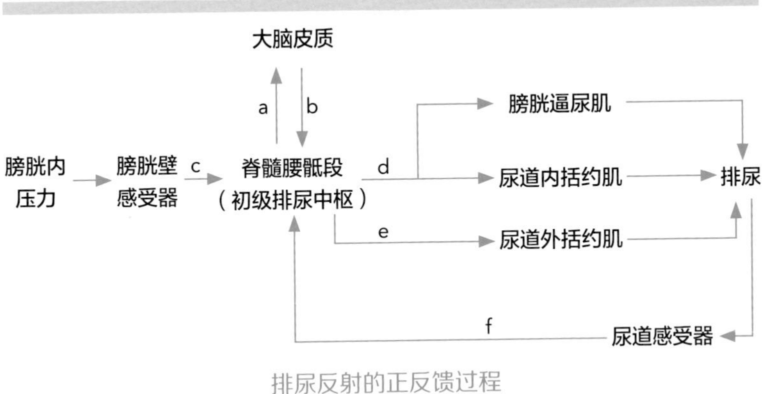

排尿反射的正反馈过程

大脑皮质等排尿反射高级中枢通过对脊髓排尿反射低级中枢施加易化或者抑制性的影响，以控制排尿反射活动。

小儿的大脑皮质尚未发育成熟，对脊髓初级中枢的控制能力较弱，所以小儿的排尿次数较多，且容易出现夜间遗尿现象。贮尿和排尿过程中任何环节出现功能障碍，均可导致排尿异常，出现相应的泌尿系统症状。

十一 神经性尿频与遗尿症不是一回事儿，前者发生在白天，后者发生在夜间

小儿遗尿与神经性尿频，是两种独立的疾病，两者没有必然的联系和因果关系。但是，从临床研究资料分析来看，56.7% 患

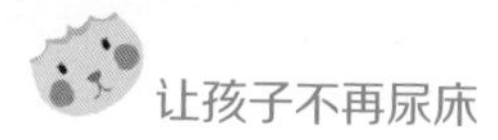

有神经性尿频的患儿都有不同程度的遗尿史。这些患儿从遗尿发展到神经性尿频的重要促发因素是家长不能正确对待小儿遗尿，并对他们进行责骂或恐吓。

很多遗尿症的孩子尿床与白天活动量过大、饮水过多、晚上睡眠过深有关。因此，有些年轻的父母把孩子遗尿看成是懒惰的表现，对孩子进行责难，久而久之，孩子因神经高度紧张，影响了正常的排尿功能，导致出现神经性尿频。

因此，如果孩子有遗尿症，家长首先应理解孩子心理比较脆弱这一特点，不要去责怪，应消除孩子精神上的紧张和自责，并应注意让孩子晚餐时少饮水。随着孩子长大，大脑皮质对排尿反射控制能力增强，遗尿是可以消除的，如果急于求成，施之以责骂，不仅遗尿未除，更添神经性尿频，治疗起来就比较困难了。

十二　好久不尿床的孩子，又尿床了

常见的学龄期、青春期遗尿症病例中，有的孩子已经 1 年多不遗尿了，却不知什么原因，又开始每晚遗尿。我们把幼儿期一直持续的遗尿叫作一次性遗尿，而把这种一度正常却又复发的情况叫作二次性遗尿。

出现二次性遗尿是因为某种原因破坏了原来已经建立的排尿自立体系。一次性遗尿的主要原因是生理上的发育障碍，而二次性遗尿主要是受到心理、情绪及环境影响，也有极少数人是受糖尿病、尿崩症等疾病影响造成的。

如果孩子遗尿在夏天情况好些，而冬天却又退步的话，则可以认为是一次性遗尿的季节性变动所致。

十三　有些孩子长大就不尿床了，少部分患儿的遗尿问题会拖到成年

有的遗尿患儿不仅垂体后叶分泌抗利尿激素的功能尚未成熟，神经、内分泌系统整体发育也不完全。在幼儿期持续遗尿的主要原因是夜间睡觉时垂体后叶分泌的抗利尿激素不足，而且还要受睡眠周期、自主神经、心理、环境等因素的影响。

从身体发育的情况来看，许多遗尿患儿往往个子较矮，而且第二性征（女孩表现为乳房隆起、长出阴毛、初潮开始；男孩表现为长出阴毛、变声等）出现的时间也比较晚，总之给人的印象是较为晚熟。但是，当许多遗尿患儿发育出现第二性征时，遗尿就突然好了，可以说是因为孩子到了第二性征期整个神经、内分泌系统发育成熟的缘故。垂体功能、自主神经功能等都稳定下来，遗尿也就不治而愈了。因此，从这一点来讲，遗尿最主要的原因是患儿生理发育还不成熟。

少部分遗尿患儿会拖到成年（有位遗尿患儿的母亲，给自己的孩子治愈遗尿后，要求给她也看一下），高中生或已经工作的人当中也有因遗尿来咨询的。其中也有一些成年人去过不少医院，吃过民间偏方，可是总也治不好。还有的人都快要结婚了，一直因遗尿而苦恼，认为自己肯定嫁不出去了，或者有的患者干脆放弃了结婚的念头。这种情况，女性比男性的压力似乎更大。

在这里，我们的家长朋友们（尤其是老一辈的家长朋友们），必须要知道一点，过于乐观地认为“孩子长大以后肯定会好”的想法，对孩子的成长是没有什么好处的。遗尿的烦恼不仅困扰着孩子本人，还让父母牵肠挂肚，还有可能导致棘手的问题，大家要有心理准备。即使同样是遗尿，在青春期之前主要是由身体发育程度等生理原因造成的，而过了青春期则兼有心理方面的原因，成为比较复杂的问题。

幸运的是，可以说不论是哪一种情况，只要在正确检查和认真诊断的基础上进行治疗，目前绝大多数能治好，千万不要消极地认为没有希望了。

十四　膀胱容量太小会导致遗尿

临床上，还有一种情况，有的患儿因膀胱容量过小导致每晚遗尿多次。

一般孩子的膀胱可以存储多少尿液呢？

预期膀胱容量（EBC）＝（年龄＋1）×30 毫升

对膀胱功能性容量小的孩子，50～150 毫升尿液就可能使膀胱充满。所以，每晚的尿量虽然不多，但睡眠期间由于膀胱充满，就遗尿了。

膀胱原本像气球一样由伸缩自如的软性肌肉组成，那么膀胱小会小到什么程度呢？这是由支配膀胱的自主神经的敏感程度决定的。也就是说，一旦有尿液存留，人体无法克制时就需要马上排尿，这样一来膀胱就缩小了。因此，这种类型的遗尿患儿通常也有白天尿频的倾向，往往刚听到厕所的水声，就看孩子从厕所出来了，可以推断其只尿了一点儿。故与其说是膀胱容量小，倒不如说是膀胱比较硬，不能够自如膨胀。这是因为患儿的**自主神经太敏感，膀胱习惯性收缩**的原因。

是否因膀胱过小导致遗尿，可以根据以下几点来判断。

（1）白天尿频，用量杯量一下尿量，可以发现每次的尿量较少，为 50 ~ 150 毫升。

（2）孩子放学回来后，想上厕所时先憋一会儿，实在憋不住的时候再上厕所。测量一下此时的尿量。

如何才能准确地测量出遗尿患儿一晚上的尿量呢？

可以让患儿在睡前正常排尿后，第二天**凌晨 2 点左右**叫醒他，测量此时的尿量，然后再加上**早晨起床时的排尿量**，就是一晚上的尿量了。

如果一晚上的尿量在 200 毫升以下，还每晚遗尿，就可以初步认定孩子的膀胱容量较小。但是，如果孩子在憋尿测试中被认定是膀胱小，而且一晚上的尿量在 250 毫升以上的话，那么不仅有膀胱容量小的问题，还有抗利尿激素分泌不足导致尿量过多的问题，这种**混合型**症状就比较严重了。

对于膀胱容量小的遗尿患儿，可以训练其放学回家后先不要上厕所，憋尿憋到极限再去，争取达到正常膀胱容量能存留的尿液量。每日做这种抑制排尿训练是十分重要的，坚持不懈，膀胱容量就能变大。对尿量多的混合型遗尿患儿，有必要加强控制喝水等生活上的指导。

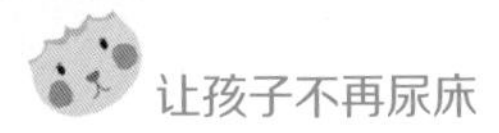

十五 不论睡得深还是浅，遗尿症患儿都会发生遗尿

所有的家长都认为，遗尿患儿通常睡得很沉，以致晚上醒不过来才遗尿的。因此，无论国内还是国外，有很多人在研究睡眠与遗尿之间的关系。

有的研究人员发现，不论睡得深还是浅，遗尿患儿都会发生遗尿，而且遗尿也不是发生在睡眠很沉的时候。可是仔细观察遗尿前后睡眠的变化，又发现遗尿患儿在遗尿之前，**睡眠不太可能变浅**。健康儿童，尿液对膀胱的刺激被传达到大脑时，**人就从睡眠中醒过来**，自己去厕所排尿，而**遗尿患儿很难做到这一点**。

十六 遗尿与智力发育本身没有关系，但久拖不治会影响学习成绩

遗尿与智力发育本身没有任何关系，但遗尿会影响患儿的心理和行为（如缺乏自信心，处世能力差，缺乏与人交往的勇气，内心常有羞愧感，回避参加社交及集体活动，容易产生抑郁、自闭、焦虑、多疑等心理障碍，个别儿童脾气固执，甚至出现攻击行为），久拖不治的话，会导致学习成绩下降，出现智力减退。因此，只要对小儿遗尿症早重视、早治疗，是不会影响孩子智力发育的。

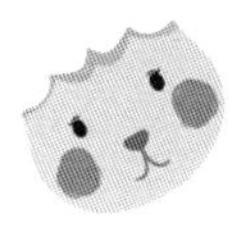

第三章

贴心专家来支招儿

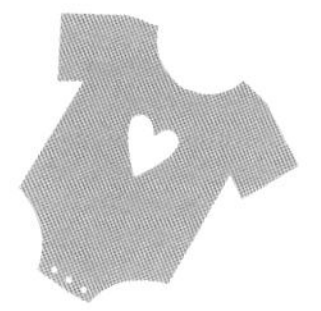

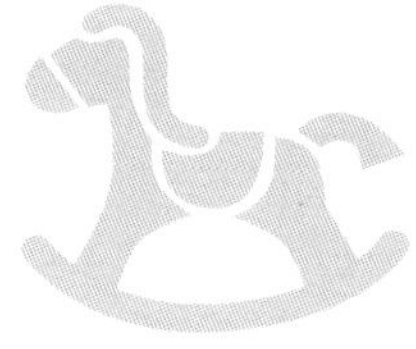

一　遗尿症治疗前七大评估——家族史和既往史、饮水习惯、膀胱功能、治疗抵抗因素预测、体格检查、排尿日记、夜间多尿评估

遗尿症影响儿童的健康及生活质量，对遗尿患儿应高度重视。如疑似遗尿症，应根据病情进行治疗前七大评估：家族史和既往史、饮水习惯、膀胱功能、体格检查、排尿日记、夜间多尿评估、治疗抵抗因素预测等。

1. 病史采集　应询问日常排尿习惯、遗尿频率、遗尿时间、夜尿量、唤醒程度，是否一直遗尿及伴有多尿；有无尿急、间断排尿、尿线无力、腹压排尿等下尿路症状；有无尿路感染症状；有无白天尿失禁病史；还要了解排便习惯及日常饮食、饮水习惯（尤其晚上）；有无治疗史及治疗经过；有无心理行为障碍，如多动症、抑郁症；了解父母和患儿对遗尿症的重视程度、家庭条件和治疗意愿等。

遗尿症治疗前评估——家族史和既往史

1. 遗尿家族史(包括父母、同胞及其他亲属)	是	否
2. 既往尿路感染病史	是	否
3. 脊髓及泌尿系手术史	是	否
4. 服用影响排尿的药物(如螺内酯、呋塞米等)	是	否
5. 既往遗尿的治疗方法		

遗尿症治疗前评估——饮水习惯

1. 白天饮水摄入量和类型		
2. 夜间是否饮水	是	否
3. 夜间饮水超过一杯	是	否
4. 晚上是否饮用牛奶或晚餐进食粥、汤类食物	是	否
5. 晚上是否食用有利尿作用的水果(如西瓜等)	是	否

遗尿症治疗前评估——膀胱功能

1. 日间发生漏尿(提示膀胱活动过度 / 非单症状性夜间遗尿症) 1)内裤上的尿液滴沥(排尿前 / 排尿后) 2)严重尿湿内裤 3)漏尿频度(每日发生次数) 4)每日间断或持续地漏尿 5)3 岁半以后的日间漏尿病史	是	否
2. 尿频(排尿次数每日不少于 8 次)	是	否
3. 突然和急迫想要排尿(提示膀胱活动过度)	是	否
4. 排尿延迟(排尿次数少于每日 3 次)(提示排尿功能障碍)	是	否
5. 特殊憋尿姿势(如文森特氏屈膝礼:儿童突然停止活动,脚尖站立,双腿用力交叉或采取蹲位,脚后跟顶着会阴部)(提示排尿功能障碍)	是	否
6. 需按压以促进排尿,即需要压迫腹肌以促进排尿(提示排尿功能障碍)	是	否
7. 排尿间断,或一次接一次地数次排尿(提示排尿功能障碍)	是	否
8. 尿路感染(常与潜在的膀胱功能障碍相关)	是	否

续表

9. 疾病和/或畸形 1)肾和/或尿道 2)脊髓	是	否

遗尿症治疗前评估——治疗抵抗因素

1. 有心理、行为或精神问题，如多动症、注意缺陷障碍、孤独症的证据(可预测治疗抵抗) 1)注意力不易集中、注意短暂 2)活动过多 3)情绪易激动 4)社会交往、交流障碍 5)兴趣狭窄 6)刻板重复的行为方式	是	否
2. 有运动障碍和/或学习障碍和/或发育落后的病史(可能提示中枢神经系统病变)	是	否
3. 有以下排便症状或病史(可预测治疗抵抗；便秘治愈可能致遗尿症治愈) 1)便秘(每周排便不超过3次) 2)内裤上的大便痕迹(大便失禁)，并非内裤清洗不干净造成	是	否

2. 体格检查 单症状性遗尿患儿体格检查通常正常，如病史发现伴有其他排尿障碍，如尿无力、严重尿失禁等，则需要进行全面体格检查，其中腰背部及生殖器检查很有必要。注意是否存在神经病变体征，如脊柱畸形、异常步态、异常腱反射、不对称性足萎缩和高足弓等；是否存在脊髓发育不良体征，如背部包块、色素沉着、小凹、多毛和臀裂偏斜等；是否存在包皮过长、包茎、龟头炎。

遗尿症患儿体格检查项目

项目	检查	结果
体重和身高	有无生长发育迟缓	
外生殖器检查（包括内裤检查）	有无尿道下裂、包茎、小阴唇粘连、大便失禁迹象	
腰骶椎检查	有无皮肤凹陷、脂肪瘤、多毛症或骶骨发育不全	
神经系统检查	观察双足外形有无异常，并观察步态，了解双下肢肌力和肌张力	

3. 排尿日记　国际儿童尿控协会推荐连续记录7夜遗尿发生次数和遗尿量，以评估遗尿严重程度，如伴有白天症状，则同时记录48小时频率尿量表。排尿日记可反映遗尿症发病原因的参数包括：功能性膀胱容量和夜间尿量。遗尿患儿完成排尿日记很有必要，原因为：①提供患儿排尿相关的客观数据；②发现非单症状性夜间遗尿症患儿阳性症状；③提供治疗预后信息；④根据结果决定是否需要进一步检查；⑤了解患儿和家属治疗依从性。

各年龄的预计膀胱容量、最大排尿量及夜间总排尿量

年龄（岁）	预计膀胱容量（毫升）	最大排尿量（毫升）	夜间总排尿量（毫升）	年龄（岁）	预计膀胱容量（毫升）	最大排尿量（毫升）	夜间总排尿量（毫升）
5	180	117	234	12	390	254	507
6	210	137	273	13	390	254	507
7	240	156	312	14	390	254	507
8	270	176	251	15	390	254	507

续表

年龄（岁）	预计膀胱容量（毫升）	最大排尿量（毫升）	夜间总排尿量（毫升）	年龄（岁）	预计膀胱容量（毫升）	最大排尿量（毫升）	夜间总排尿量（毫升）
9	300	195	390	16	390	254	507
10	330	215	429	17	390	254	507
11	360	234	468	18	390	254	507

7 天排尿日记

日期	饮水		排尿		尿失禁		夜尿	
	时间	量	时间	量	情景	尿急	时间	量

注意：

1. 排尿日记需连续记录 7 天，用毫升来描述。
2. 尿失禁情景：指咳嗽、大笑、跳绳、听到水声等。
3. 尿急：突然发生强烈、急迫排尿的感觉，很难被抑制。（一有尿意必须立即排尿，否则会自行流出来）
4. 夜尿：已入睡，但被尿意催醒并排尿。（即被尿憋醒）
5. 尿失禁：尿液不能控制，自行流出来。（即憋不住尿）

膀胱容量评估（连续两个周末的日间日记）

星期六（第一周末）				星期日（第一周末）				星期六（第二周末）				星期日（第二周末）			
时间	饮水量（毫升）	尿量（毫升）	漏尿（√或×）	时间	饮水量（毫升）	尿量（毫升）	漏尿（√或×）	时间	饮水量（毫升）	尿量（毫升）	漏尿（√或×）	时间	饮水量（毫升）	尿量（毫升）	漏尿（√或×）

注：日间日记用于评估孩子的膀胱容量，为确保准确性，最大排尿量的测量（第一次早晨排尿除外）需要进行至少3～4天，日间发生的任何漏尿和液体摄入量均应被记录。

夜间多尿评估

	星期一	星期二	星期三	星期四	星期五	星期六	星期日
昨晚入睡时间							
起床时间							
夜间未尿床							
夜间尿床							
夜间在床上排尿，如果有，记录尿量（毫升）							
早晨，尿布重量（克）							
早晨，第一次小便尿量（毫升）							
今天大便过（是 / 否）							
医生填写 夜间尿量 =（排尿量 + 尿布重量的变化值）							

注：7 个连续日 / 夜尿床日记用于评估夜间多尿存在：将第一次早晨排尿量（毫升）与尿布重量差值相加以计算夜间尿量；对于遗尿症患者，应加上夜间排尿量；同时记录排便情况，以提供关于存在便秘的信息。

二 遗尿孩子必须做的四项检查——尿常规、腰骶部 X 线片、尿流动力学、泌尿系彩色多普勒超声检查

1. 所有遗尿儿童均需进行尿常规检查，确定是否有感染、血尿、蛋白尿，有无糖尿病，以及肾功能情况如何。

2. 腰骶部 X 线片可用于排除隐性脊柱裂。

3. 尿流动力学检查：尿流率检查观察有无下尿路梗阻，膀胱内压测定观察有无抑制性收缩。

4. 腰骶椎 MRI（必要时）：有无脊髓膜膨出。

5. 泌尿系彩色多普勒超声检查：可以发现潜在的泌尿系结构异常，包括肾积水、输尿管积水、输尿管囊肿、膀胱增大等。

功能性膀胱容量（FBC）：FBC（毫升）=（年龄 + 1）×30，膀胱容量减小指 FBC ≤正常膀胱容量的 50%。

膀胱壁厚度：充盈期≤ 0.3 厘米，排尿后≤ 0.5 厘米。

残余尿量：排尿后，残余尿量 = 0.5 ×（膀胱前后径 × 左右径 × 上下径），正常不超过 FBC 的 10%。

三 从年龄、每夜遗尿次数、第一次遗尿发生的时间、尿湿范围及醒来的难易 5 个方面判断遗尿症的病情轻重

对于 5 岁以后仍然遗尿的孩子，判断遗尿轻重程度的 5 项综

合指标分别是年龄、每夜遗尿次数、第一次遗尿发生的时间、尿湿范围与醒来的难易。

1. 年龄的标准　年龄越大越严重。年龄因素中最重要的一个要素，是要看和第二性征期的关系如何。许多遗尿患者都在第二性征期前后突然自愈。如果在这一时期仍然遗尿，那么就说明其生理发育进程有些迟缓，也可能是由于压力等心理因素造成对发育的阻碍，这种情况是比较严重的。

按年龄因素判断，5 ~ 8 岁遗尿算轻度，9 ~ 12 岁为中度，13 岁以后就是重度了，但是，还有必要与下面的三项指标加起来进行综合评价，即使超过 13 岁也不一定是重度遗尿。如果其他指标都是轻度，那么综合评价也有可能是轻度。因此，不要只看年龄指标一项就开始着急。

2. 次数的标准　遗尿次数越多，病情越重。遗尿的频率也是判断轻重程度的重要指标。如果孩子每星期遗尿就那么几次，或者偶尔遗尿，那么就说明他已经接近胜利的终点了，症状比较轻。如果情况相反，一晚上要遗尿 2 次以上，就说明夜里的尿量还是太多，可算得上重度遗尿。每晚只遗尿 1 次的情况只是中度遗尿。

3. 遗尿时间段的标准　夜间第一次遗尿的时间越早，病情越重。遗尿的时间段是指每晚第一次遗尿发生的时间。入睡即尿型是指入睡后仍不断产生大量尿液的一种类型。这种类型的患儿睡眠期间抗利尿激素的分泌量与白天正常活动时一样，都比较少。也就是说，按理睡眠可使抗利尿激素的分泌增多，而患者却没有，因此，可算得上是重度遗尿了。

仅在清晨遗尿的人，抗利尿激素的分泌量就少了那么一点点，情况不太严重，很快就能痊愈，属于轻度遗尿。

4. 尿湿范围　尿湿范围越大，病情就越重。

在遗尿之前能够自己醒来去厕所，遗尿之后能够起来换衣服，或者即使遗尿也只是尿湿一点儿内裤，这些情况都可以说是轻度遗尿。

而那些没有尿湿床单，只尿湿睡衣的情况，可认为是中度遗尿。

把床单尿得湿透的孩子，没有要从梦中醒过来的意思，这种常常尿得“汪洋一片”的情况就属于重度遗尿了。

5. 醒来的难易　醒过来难易度的指标要根据遗尿前后能否醒来、遗尿时能否醒来判断，越难醒来，病情就越重。

6. 病情轻重标准　如下表所示，每项分为 1 分至 3 分三档。合计各档的分数，根据综合评价来判断遗尿是轻度、中度，还是重度。

遗尿轻重程度判定标准表

项目	1 分	2 分	3 分
年龄	5 ～ 8 岁	9 ～ 12 岁	13 岁以上
遗尿的次数	每周尿床 1 ～ 2 次	每周尿床不少于 3 次	每夜 > 1 次
遗尿的时间段	清晨醒来前	入睡 4 小时以后	入睡 4 小时以内
尿湿范围(尿量)	仅尿湿小范围内裤	大范围衣裤被尿湿	床铺被尿湿
醒来的难易	睡中呼唤即醒	睡中大声呼唤摇动方醒	睡中摇动排尿后仍不醒

轻度：5 ~ 7 分；中度：8 ~ 10 分；重度：11 ~ 15 分。

举例：10岁的男孩（2分），每晚遗尿2次以上（3分），遗尿时间段是入睡即尿型（3分），遗尿的程度一般是会把床单都尿湿（3分），遗尿中能清醒（2分），他的总分为13分，综合评价结果是重度遗尿，须抓紧治疗。

四　治疗小儿遗尿两种有效的西药——醋酸去氨加压素和奥昔布宁

第1种药：醋酸去氨加压素

［作用和用途］减少尿液排出，增加尿渗透压，减低血浆渗透压，从而减少夜尿。用于治疗夜间遗尿症（5岁或以上的患者）。

［产品规格］进口：0.1毫克/片，30片/瓶；国产：0.089毫克/片，30片/瓶。

［用法用量］治疗夜间遗尿症：初始适宜剂量为睡前服用0.2毫克，如疗效不显著可增至0.4毫克，连续使用3个月后停用此药至少1周，以便评估是否需要继续治疗。治疗期间需限制饮水，详见“注意事项”。

［适应证］治疗夜间遗尿症（5岁及以上的患者）。

［不良反应］①一般反应：头痛；②消化系统：胃痛及恶心；③上呼吸道：鼻出血。使用醋酸去氨加压素时，若不限制饮水，可能会引起水潴留/低钠血症及其并发症（头痛、恶心/呕吐、血清钠降低和体重增加，更严重者可引起抽搐）。

［禁忌证］①习惯性或精神性烦渴症患者；②心功能不全或其他疾患需服用利尿剂的患者。

［注意事项］在下列情况下，使用醋酸去氨加压素应特别谨慎：①年幼及老年患者；②体液或电解质失衡患者；③具有颅内压升高危险患者。此外，醋酸去氨加压素用于治疗夜间遗尿时，应于服药前 1 小时至服药后 8 小时限制饮水。

［药物过量］①超量使用会增加水潴留和低钠血症的危险性。②治疗低钠血症时应依情况而定，可采用以下建议：对无症状的低钠血症患者，除停用醋酸去氨加压素外，应限制饮水；对有症状的患者，应加用滴注等渗或高渗氯化钠溶液；当体液潴留症状严重时（抽搐或神志不清时），需加服呋塞米。

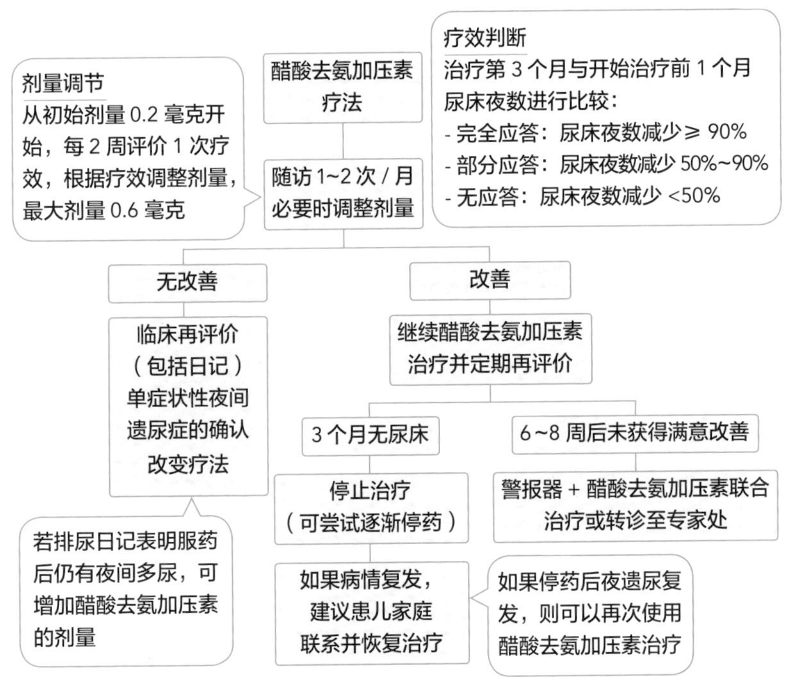

醋酸去氨加压素治疗流程

第 2 种药：盐酸奥昔布宁缓释片

［作用和用途］本品具有很强的平滑肌解痉和镇痛作用，直接作用于膀胱平滑肌，减少膀胱的不自主收缩，恢复逼尿肌功能，减轻尿急、尿频症状；同时可增加膀胱容量，延长两次排尿间隔时间，其解痉作用比阿托品强 4 ~ 10 倍，但抗胆碱作用仅为其 1/5。

［适应证］解痉药物。用于治疗合并有急（紧）迫性尿失禁、尿急、尿频等症状的膀胱过度活动症（OAB）。

［产品规格］10 毫克 / 片，6 片 / 板。

［用法和用量］口服：6 岁以上儿童，初始推荐剂量为一次 5 毫克（半片），每日 1 次，然后根据疗效和耐受性逐渐增加剂量，每次增加 5 毫克，最大剂量为 20 毫克 / 日。

［不良反应和注意事项］口干、视力模糊、少汗、面部潮红等。青光眼、幽门及十二指肠梗阻、梗阻性小肠病变或绞痛、胃肠道出血及阻塞性尿道疾病患者忌用；5 岁以下儿童，肝、肾功能不全者及反流性食管炎引起的食管裂孔疝者慎用；如果口干持续时，可减量使用。

五　中医治疗遗尿症分 3 种证型——肾气不足较多，肺脾气虚较少，肝经湿热更少

中医治疗小儿遗尿以培元补肾、固涩小便为要。辨证治疗主

要分为 3 种证型，即肾气不足证、肺脾气虚证、肝经湿热证。

第一个证型：肾气不足证（较多见）

临床表现｜常在睡眠中遗尿，一夜可发生数次，醒后方觉，伴见面色白，智力低下，小便频数、色白量多，甚则肢冷畏寒。舌质淡，脉沉迟无力。

治法｜温补肾阳，固涩小便。

方药｜右归丸加减。山药、益智仁、桑螵蛸各 15 克，枸杞子、补骨脂、菟丝子各 10 克，杜仲、五味子各 6 克。命门火衰，面㿠肢冷，加附子、肉桂；睡眠较深，不易唤醒，加麻黄、石菖蒲。

第二个证型：肺脾气虚证（较少见）

临床表现｜多发于病后失养。睡中遗尿，尿频而量少，伴见面色苍白，神疲乏力，纳食减少，大便稀溏。舌淡，脉缓或沉细。

治法｜益肺健脾，缩泉止溺。

方药｜补中益气汤合缩泉丸加减。黄芪 15 克，党参、益智仁、桑螵蛸各 12 克，白术、升麻、乌药、陈皮各 6 克。纳呆便溏，加茯苓、薏苡仁；困寐不醒，加石菖蒲、远志。

第三个证型：肝经湿热证（更少见）

临床表现｜睡中遗尿，小便黄臊，性情急躁，或夜间磨牙，唇红面赤。舌苔薄黄，脉弦滑。

治法｜泻肝清热，固涩止溺。

方药｜龙胆泻肝汤加减。龙胆草、黄芩、覆盆子各12克，车前子（包煎）、当归、金樱子各10克，栀子、柴胡各6克。夜热口干，加知母、黄柏；梦语磨牙，加远志、石菖蒲。

六 治疗遗尿症的中成药需辨证服用，有补肾、补脾、清肝之不同

治疗小儿遗尿的中成药主要有以下几种。

缩泉丸：5～6岁每次服1/2丸，6～9岁每次服2/3丸，9岁以上每次服1丸，每日服2次。适用于肾气虚寒、膀胱不约证型的遗尿患儿。

水陆二仙丸：5～6岁每次服3克，6～9岁每次服6克，9岁以上每次服9克，每日服2～3次。适用于脾肾俱虚证型的遗尿患儿。

人参卫生丸：大蜜丸每次1丸，每日1次。适用于肝肾不足、气血亏损证型的遗尿患儿。

五子衍宗丸：每次9克，每日2次，吞服。适用于下元亏虚证型的遗尿患儿。

金匮肾气丸：每次6克，每日2次，吞服。适用于下元亏虚证型的遗尿患儿。

补中益气丸：每次3～5克，每日3次。适用于脾肺气虚证型的遗尿患儿。

龙胆泻肝丸：每次3～5克，每日3次。适用于肝经湿热证型的遗尿患儿。

七　遗尿电子警报器只是唤醒孩子上厕所的工具，并不是根治遗尿症的正确治疗方法

儿童遗尿电子警报器可测量儿童的脑电波和监视膀胱的情况，当发现孩子膀胱涨满时，警报器就会发出“闹钟”似的声音，唤醒孩子去上厕所。

这种方法的目的是使孩子在睡眠期间受到膀胱充满尿这一信号刺激后，能自然地睁开眼睛去厕所排尿，这起码在表面上能自然而然地改变遗尿。但是，遗尿最大的原因并不在于夜里能否醒过来，而在于睡眠期间产生的尿量是多还是少，也就是说，如果尿量为一觉睡到天亮也不会充满膀胱的程度，就不会遗尿了。

因此，可以看出，从遗尿的生理机制来看，叫起夜的方法并不是根治遗尿的正确治疗方法。

的确，遗尿患儿不易受内在刺激（膀胱里存满尿液的刺激）和外在刺激（声响等外来的刺激）而睁开眼睛。但是，即使预警仪唤醒了遗尿的孩子，也不一定说明遗尿已经好了。而且用蜂鸣器叫起夜，中断孩子睡眠，也会中断抗利尿激素的分泌，结果导致习惯性大面积遗尿。因此，用遗尿电子警报器只是暂时帮助遗尿的

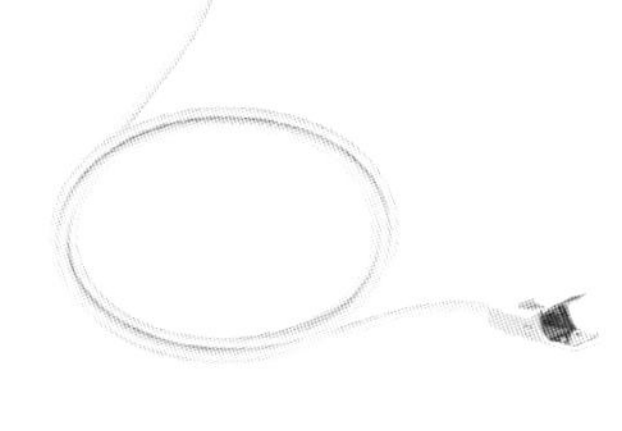

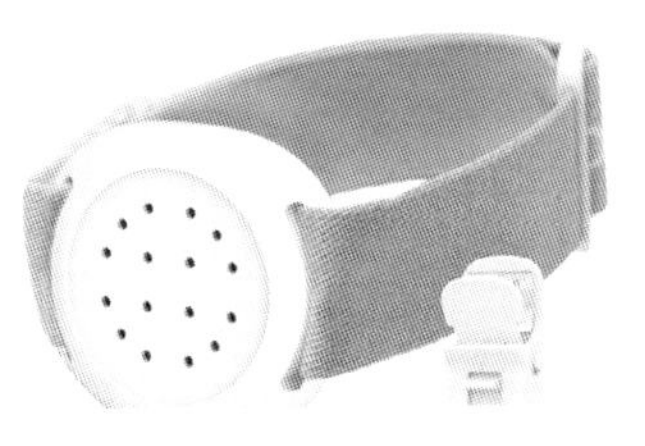

遗尿电子警报器

孩子醒来去上厕所，避免尿床，从彻底治愈的角度讲，不提倡使用。

警报器的依从性较差——坚持治疗对治愈率至关重要

警报器的接受性存在文化差异，且需花费大量时间、精力，若治疗后取得进步，则给予患儿奖赏，增强其信心和依从性。

警报器治疗注意事项：①遗尿警报器不适用于每晚遗尿频率 >2 次的患儿；②内裤或床单浸湿时触发警报器，若患儿无反应，此时家长应积极配合协助患儿起床排尿；③患儿应每晚使用遗尿警报器，持续治疗 2 ~ 3 个月或至患儿连续 14 晚无尿床（无论先达到哪个标准）；④遗尿警报器还适用于醋酸去氨加压素药物减量阶段，以促进患儿自行觉醒及减少复发的概率。

八　外治疗法——经皮导药（中医定向治疗机）是治疗遗尿症的辅助治疗方法

经皮导药根据中医学内病外治及国际先进技术，利用现代科技研制出的治疗仪，采用中医贴穴法治疗小儿遗尿症，疗效显著。

具体方法｜将遗尿贴片固定在治疗机的两个电极上，然后将贴片粘贴在双侧肾俞穴或气海穴、关元穴上（四个穴位交替使用，每次 2 穴），调整好所需治疗参数，接通电源开关进行治疗，时间为 30 分钟。完毕后取下电极，贴片留置 30 分钟取下，温水清洗皮肤，3 个月为 1 个疗程。

遗尿贴片药物组成｜硫黄、补骨脂、黄芪、熟地黄、益智仁、石菖蒲、远志、麻黄、山茱萸肉、覆盆子、五味子、升麻。经特殊工艺提取中药有效成分，加入水化剂、控释剂、透皮剂、黏胶剂加工制成。

遗尿贴片在组方上遵循中医学辨证论治的原则，主要适用于肾气不足、下元虚寒的遗尿患儿。遗尿贴片借助经皮导药治疗机穴位透入，它是透皮制剂与经皮导药治疗机的巧妙结合。经皮导药治疗机采用了先进的透皮吸收周期性电离子治疗系统，大大增加了药物透皮吸收能力。通过穴位透入，可发挥肾俞穴、气海穴、关元穴补肾益气和固涩缩尿的功效，起协同治疗作用，这样集药疗、电疗、热疗、灸疗于一体，促进药物通过穴位处毛细血管进入血液循环而发挥综合治疗作用。

九 偏方是治疗遗尿症的辅助治疗方法，但需辨证使用

偏方 1：五味子、五倍子、吴茱萸各 50 克

［操作］取上药择净后，共研为细末装瓶备用。每次取药末 10 克，用米醋调为稀糊状，外敷肚脐处，敷料覆盖，胶布固定。每晚 1 次，连续外敷用药 3 ~ 5 天。可温肾止遗。

偏方 2：带须葱白 3 根，硫黄 20 克，五倍子 10 克

［操作］上药共捣为泥，睡前将药敷肚脐上，纱布包扎。单

纯性小儿遗尿症者，用药 3 次即获效。

［提示］培养小孩自觉起床排尿的良好习惯，并鼓励小孩克服自卑、害羞的心理。

偏方 3：吴茱萸、肉桂的比例 1∶1

［操作］上药共研细末，取药粉适量，以酒调成糊状，每次用花生米大小药丸 1 粒，分别敷贴穴位上，第 1 次贴气海穴、足三里穴、命门穴；第 2 次贴肾俞穴、三阴交穴、关元穴。每天 1 次，交替使用。5 天为 1 个疗程，休息 2 天后再贴，一般 3 个疗程即可痊愈。具有温肾止遗的功效，主治小儿遗尿。

偏方 4：丁桂暖脐贴

［操作］敷于肚脐神阙上，每夜一贴，使用方便，药店有售，容易购买，简单易行，物美价廉。

偏方 5：炒银杏

［操作］炒过的银杏可以抑制排尿，是古人治疗夜尿症的特效药。但是，银杏如果生吃或吃太多会引起痉挛等中毒现象。所以，一定要在炒锅中炒熟食用，每天食用不能超过 5 颗。

十　膀胱功能紊乱，逼尿肌、括约肌收缩不协调的遗尿症患儿，可用生物反馈仪治疗

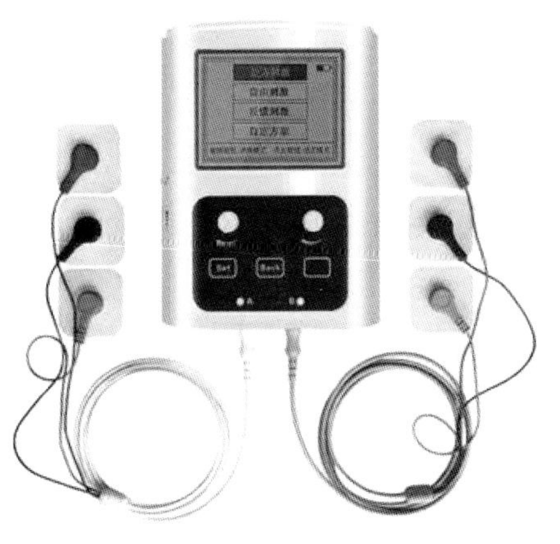

生物反馈仪

生物反馈仪作为一种新兴的行为治疗方法，在小儿遗尿症的治疗中逐渐得到了应用，主要用于存在膀胱功能紊乱的患者，特别是逼尿肌、括约肌收缩不协调的患儿。其基本原理是通过仪器将人体内微弱的生理活动和生物电活动信息进行转换放大并且显示出来，使得患儿能够通过反馈信息了解自身的变化，并且根据这些变化逐渐学会控制和纠正某些活动过程。

应用这种方法可以改善盆底肌的收缩功能，强化整个盆底肌群的功能，从而纠正膀胱及尿道功能紊乱。

十一　遗尿症治疗3个月后，要评估疗效——痊愈，停药；有效，继续治疗；无效，分析原因

国际儿童尿控协会对原发性夜间遗尿症的初治疗效分类

如下。

1. 无效　指尿床夜晚数减少 < 50%（治疗最后两周与治疗之前两周相比）。

2. 有效　指尿床夜晚数减少 50% ~ 99%。

3. 痊愈　指不再发生尿床。

对**长期疗效**分类：每月又出现 1 次症状为复发，治疗后 6 个月未复发为继续有效，治疗后 2 年未复发称为痊愈。

治疗效果不佳最常见的原因是患儿为非单症状性夜间遗尿症和依从性差。患儿治疗期间应记录每日是否使用警铃或服用药物情况。医生可通过发放表格的方法增加患儿和家长记录的依从性。

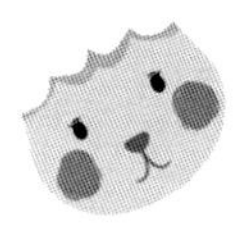

第四章

名医经验与体会

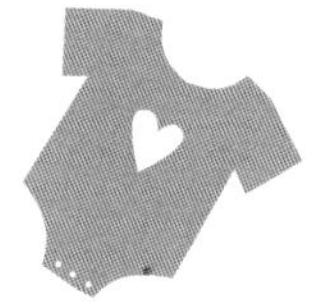

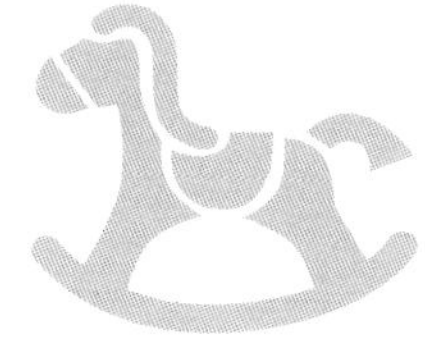

一　肾气虚是遗尿症的主证与主因，温肾阳、益脾气、醒心神、固膀胱是治疗遗尿症的总则

笔者认为遗尿症是由于肾气不足，不能温养膀胱，致膀胱气化功能失常，闭藏失调，不能制约水道而导致的。本病以虚证居多，实证较少。病位在肾与膀胱，总的治则为温补下元、固涩止遗，采用温肾阳、益脾气、醒心神、固膀胱等治法。自拟温肾止遗方，目前已成为深圳市儿童医院的协定处方。

处方：黄芪 10 克，益智仁 10 克，乌药 10 克，桑螵蛸 10 克，金樱子 10 克，菟丝子 10 克，覆盆子 10 克，肉桂 10 克，五味子 5 克，炙麻黄 3 克，用于肾气不足型遗尿症。

临证加减：肾阳不足者，四肢冷，畏寒怕冷，加附子。

脾气虚者，食欲差，消瘦，大便溏，加异功散。

脾气虚者，易感冒，多汗乏力，加玉屏风散。

二　肾与膀胱虚寒和脾肺气虚的遗尿患儿，拔罐可改善

拔罐法治疗小儿遗尿，首先要根据患儿不同情况选取不同的穴位，然后再实施拔罐。

1. 选穴　分 2 组。

第 1 组：关元、气海、中极。

第 2 组：大肠俞、膀胱俞、白环俞。

肾与膀胱虚寒者，配肾俞、命门；脾肺气虚者配脾俞、肺俞、足三里。

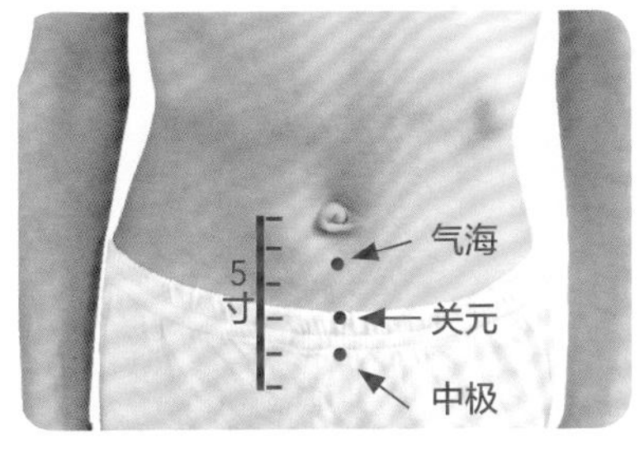

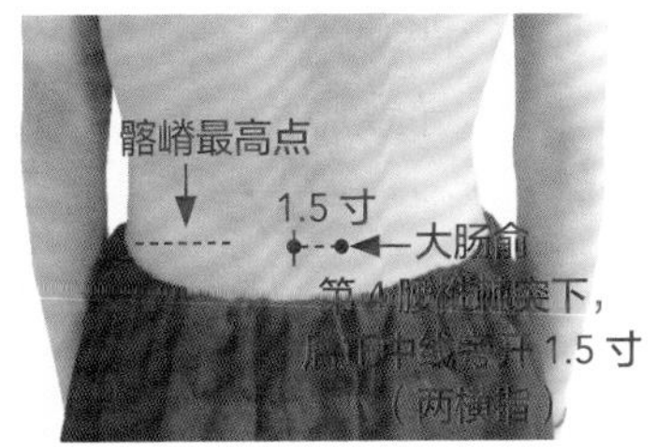

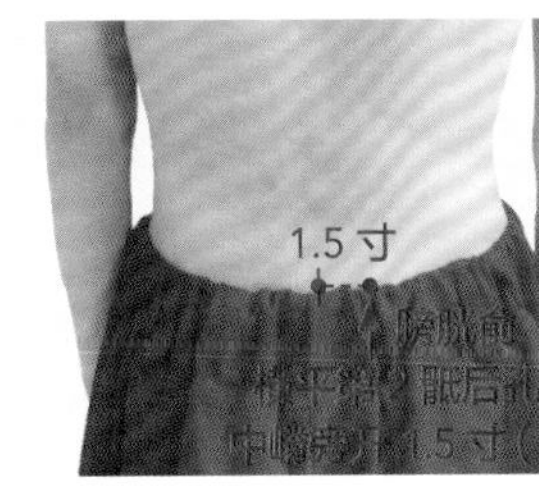

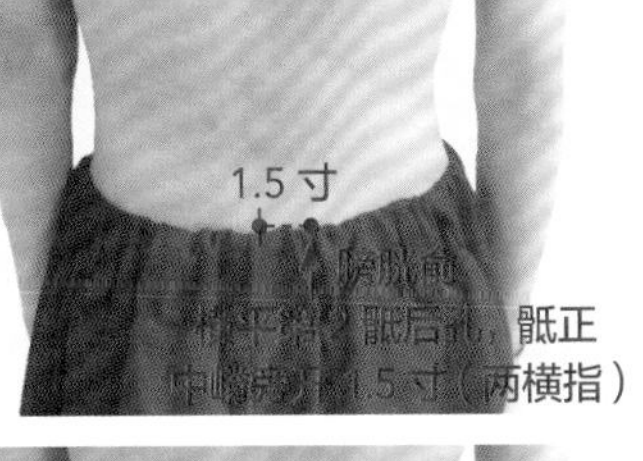

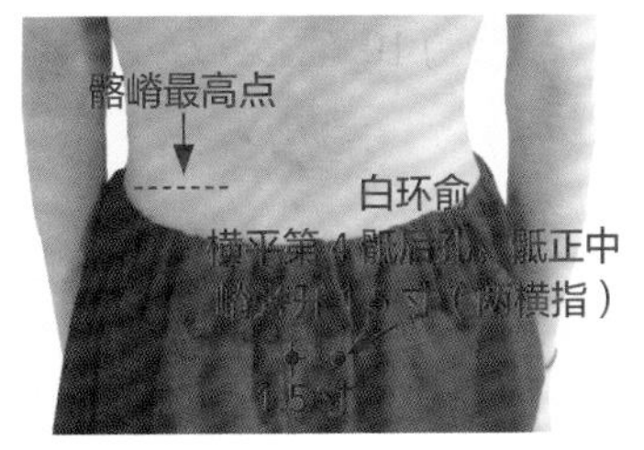

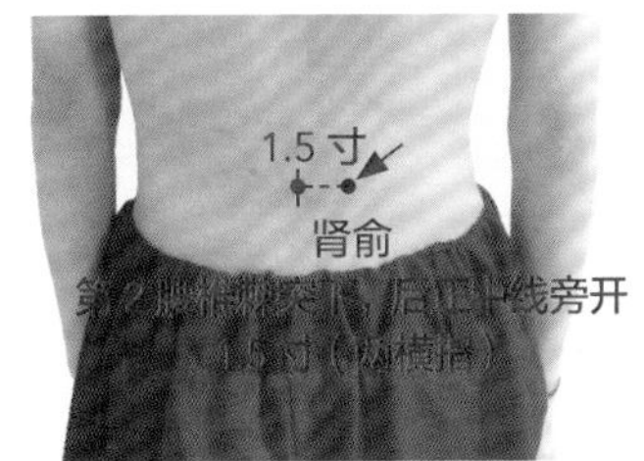

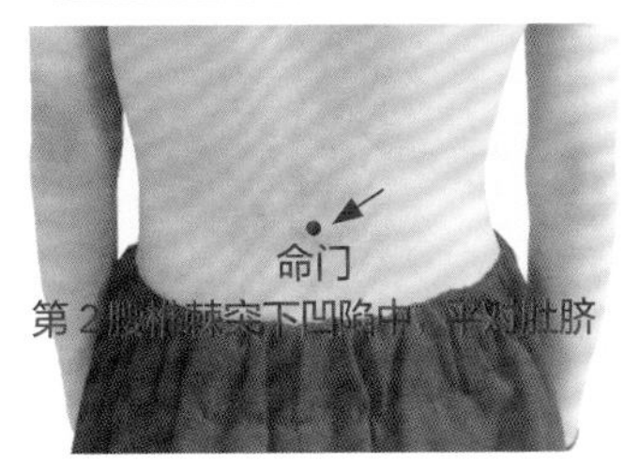

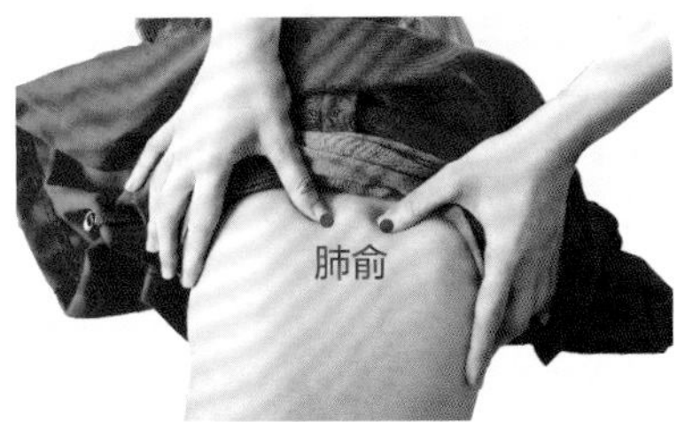

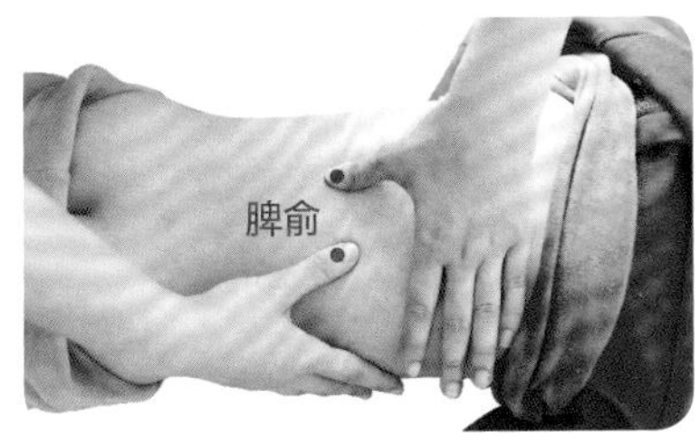

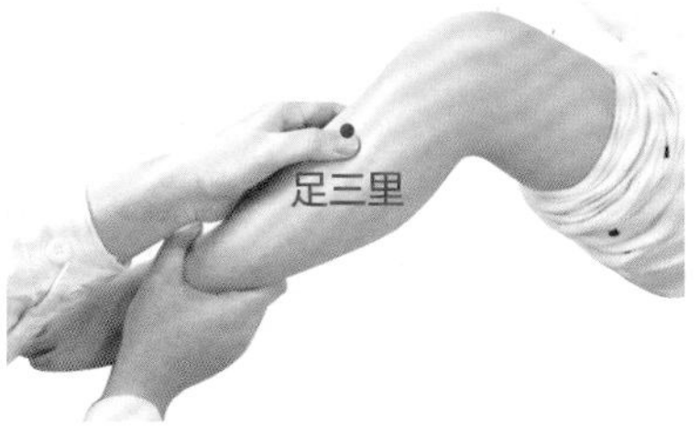

遗尿症患儿拔罐穴位示意图

2. 方法　采用单纯拔罐法，或拔罐后加温灸。每次任选 1 组穴，留罐 10 ~ 15 分钟，隔日治疗 1 次，7 次为 1 个疗程。

3. 效果　屡用效著。

三　体针和头针一起针刺，既可温补脾肾、固摄膀胱，又可醒神开窍、促醒

针刺治疗小儿遗尿，最好是体针和头针相结合运用，效果会更好。

1. 体针　以任脉的穴位和膀胱经背俞穴治疗为主，毫针刺，用补法。

选穴｜关元、中极、三阴交、肾俞、膀胱俞。

同时，三阴交、中极穴位处注射维生素 B_{12}（100 毫克 /1 毫升），每次 0.2 毫升，隔日 1 次。

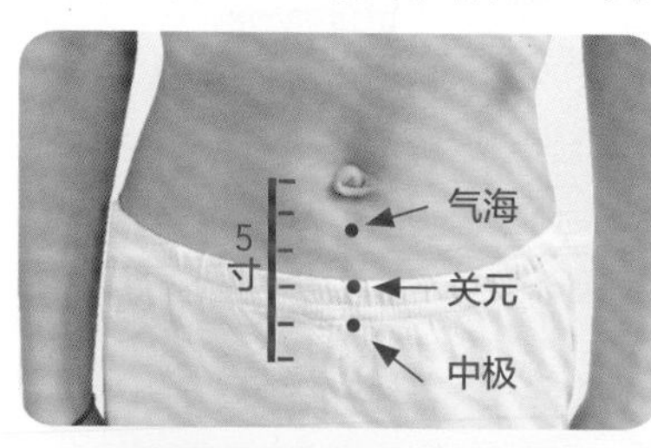

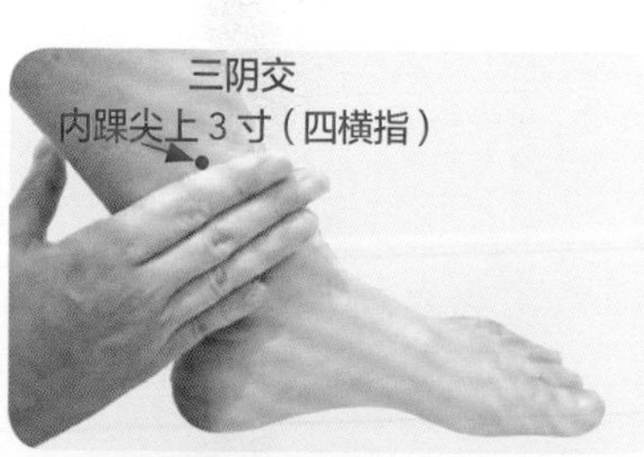

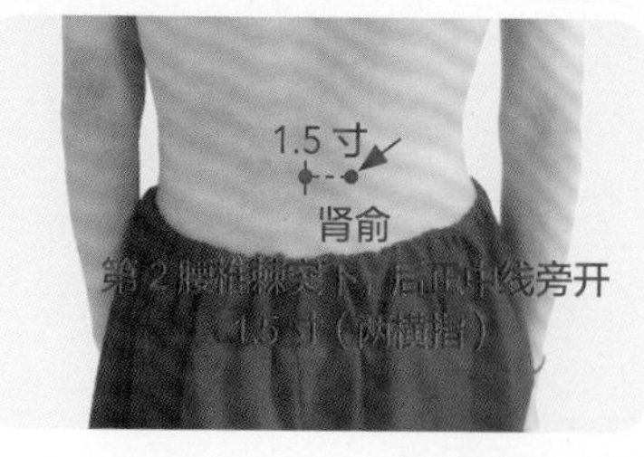

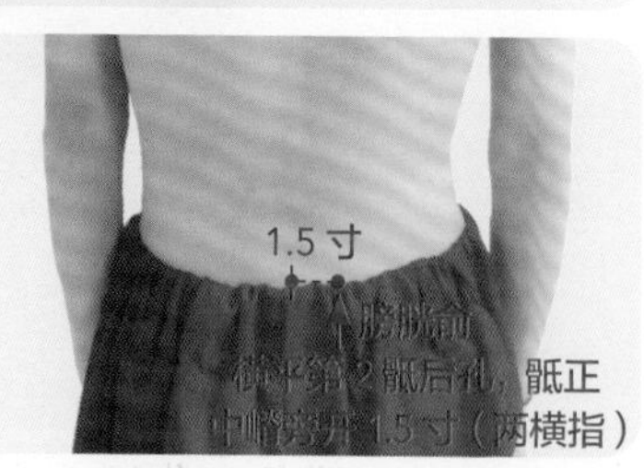

体针治疗遗尿症穴位示意图

关元——培补元气，益肾固本
中极——乃膀胱之募穴
肾俞、膀胱俞——乃膀胱之背俞穴
} 俞募相配，能振奋膀胱气化功能

三阴交——为足三阴经交会穴，可通调肝、脾、肾三经之经气而止遗尿（与水液代谢相关）。

2. 头针　首先选取两侧足运感区，然后间歇捻针，留针15分钟。

足运感区：位于头顶前后正中线的中点旁开左、右各1厘米，向后到3厘米长，平行于正中线。

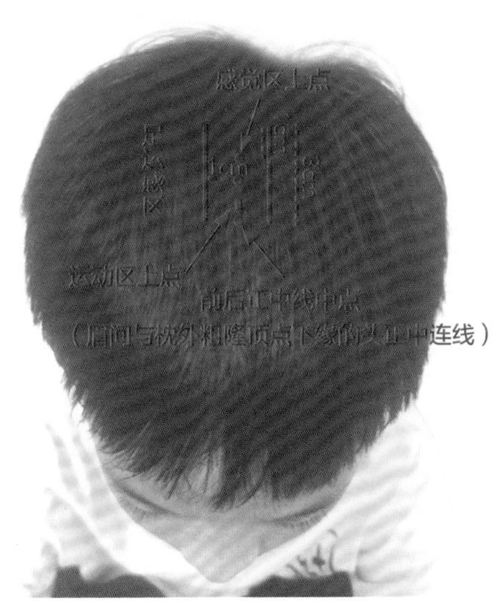

头针治疗遗尿症足运感区定位

操作方法｜明确诊断，选定刺激区，取得患者合作后，让患者采取坐位或卧位，分开头发，常规消毒，选用28～30号0.5～

1寸长的不锈钢毫针。

针刺要求

☆快速进针：针尖与头皮呈30°左右夹角，快速刺入皮下或肌层，然后向刺激区快速推进到相应的深度。

☆快速捻转：术者肩、肘、腕关节、拇指固定，示指呈半屈曲状，用拇指第一节掌侧面与示指第一节的桡侧面捏住针柄。然后以示指指掌关节不断伸屈，使针体来回快速旋转，每次左、右各旋转2转。捻转持续0.5～1分钟，然后静留针5～10分钟，用同样的方法再捻转两次，即可起针。

☆起针方法：如针下无沉紧感，要快速抽拔出针，也可缓缓出针，起针后必须用消毒干棉球按压针孔片刻，以防出血。

注意事项｜①头部因长有头发，必须做到严格消毒，以防针刺部位感染；②毫针推进时术者手下如有抵抗感，或患者觉疼痛时，应停止进针，将针往后退，然后再改变针刺的角度；③由于头针的刺激较强，刺激时间较长，术者须注意观察患者表情，以防晕针。

四　无创痛感的揿针，让遗尿孩子不再害怕针刺

1. 选穴

体穴：关元、肾俞、中极、膀胱俞、三阴交、夜尿点（位于手心指掌侧，远侧横纹的中央）。

耳穴：膀胱、肾、脾、皮质下、尿道。

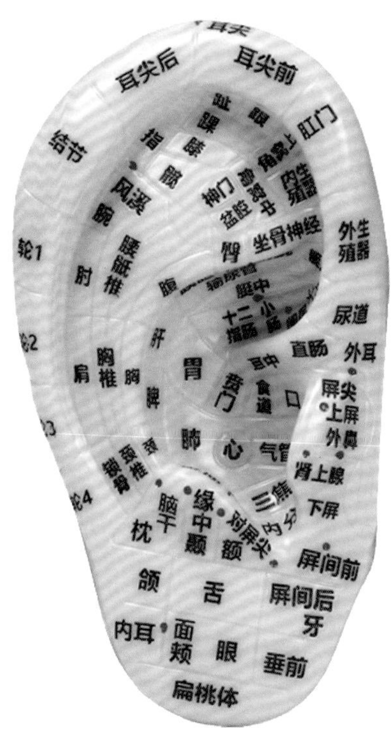

揿针治疗遗尿症穴位示意图

2. 选料　用揿针埋藏或用王不留行子贴压，于睡前按压以加强刺激。

3. 操作　用探针找好地方，然后用酒精棉球消毒，贴上后，按压，感觉耳朵发热有疼痛感时为好，每日可不定时按压10次左右。

4. 要求　①取穴要准确，保证按压时间和按压强度；②耳部要严格消毒，按压不能过力，在换药时，须慢慢揭掉胶布；③耳廓有炎症、冻疮，对胶布过敏者，忌用。

五　肾气虚的遗尿孩子，多用隔药饼灸

小儿遗尿以肾虚型多见，采用隔药饼灸治疗痛苦小，无副作用，颇受患儿欢迎。治疗主要分为两个阶段：一是治疗用药；二是巩固用药。

1. 药物制备　治疗时期用药与巩固时期用药有所不同。

治疗时期用药：将附子、肉桂、细辛、丁香以3∶2∶1∶1的比例研细粉备用。

巩固时期用药：将川芎、肉桂、白术、吴茱萸以2∶2∶3∶1的比例研细粉备用。

2. 使用方法　灸治前用醋、黄酒调匀药粉，用特制的模子将药粉压成直径3厘米、厚0.5厘米的药饼放置于穴位上，药饼上置一个用纯艾做成的艾炷，直径约2厘米，高2厘米，每穴灸5壮，1周为1个疗程。

3. 选穴　治疗时期选穴与巩固时期选穴有所不同。

治疗用穴：取关元、命门穴隔日灸治1次。

巩固用穴：取关元、气海穴隔日灸治1次。

4. 用药分析　附子、肉桂、丁香、吴茱萸、细辛温肾助阳，川芎活血通络，对肾虚型遗尿独具作用。而且关元、命门相配，使脏腑相应、背腹贯通，加之药灸对经穴的刺激和渗透作用，故能固益元气、振奋肾阳、加强气化，从而恢复肾司二便的功能，遗尿自除。这里巩固用药也很重要，切忌“见好即收”。

六　肾气虚的遗尿孩子，多用雷火灸

1. 选穴　关元、中极、三阴交、肾俞、膀胱俞。

2. 操作　患儿取坐姿，点燃雷火灸灸条，距离皮肤2～3厘米，分别灸关元、中极、三阴交、肾俞、膀胱俞，灸至皮肤红热为度，时间15～20分钟。

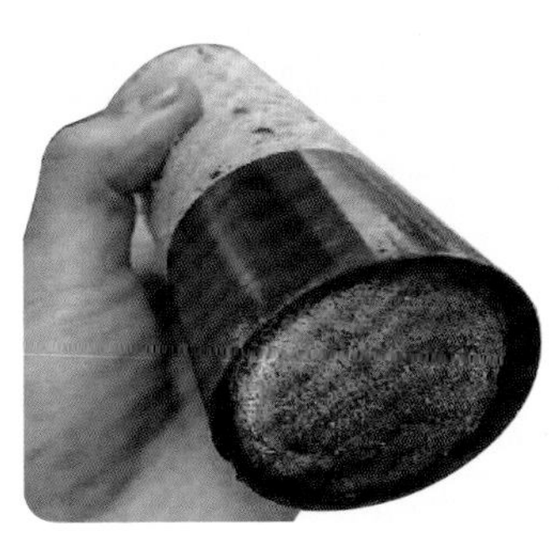

雷火灸

3. 时间　每天1次，5次为1个疗程，视病情轻重和病程长短灸1～2个疗程。

七　小儿推拿治疗小儿遗尿症，一定要辨证选穴

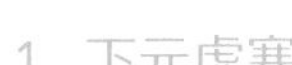

1. 下元虚寒

特征｜睡中遗尿，一夜一至数次，小便清长，每遇白天疲劳，或天气寒冷时遗尿加重，面色㿠白，精神不振，头晕乏力，肢冷恶寒，大便稀薄，舌淡苔薄白或少苔，脉沉迟。

治则｜温补肾阳，固涩小便。

推拿处方｜按揉百会2分钟，推上三关300次，补肾经500

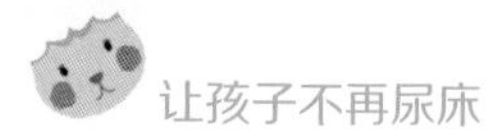

次，捣小天心100次，揉脐2分钟，揉关元2分钟，按揉肾俞2分钟，揉龟尾100次，推上七节骨100次，按揉三阴交50次，揉涌泉50次。

解说｜补肾经、揉关元、按揉肾俞——温补肾气，固涩下元。（补肾）

推上三关、揉脐、推上七节骨——温阳散寒，固涩下元。（散寒）

按揉三阴交——理下焦，通水道。（阴中求阳）

按揉百会、捣小天心——清脑醒神，助小儿在睡眠中控制小便，按揉百会还能温阳升提。（醒脑开窍）

揉龟尾——通调督脉之经气，固涩下元。

揉涌泉——引热下行，固肾缩泉。

推拿操作步骤

第一步：按揉百会（定位：头顶前后正中线与两耳尖连线交叉点。操作：以拇指、中指或掌根按揉本穴，称按揉百会）2分钟。

第二步：补肾经（定位：小指螺纹面。操作：用拇指螺纹面轻附于患儿小指螺纹面上，做顺时针方向的环旋移动）500次。

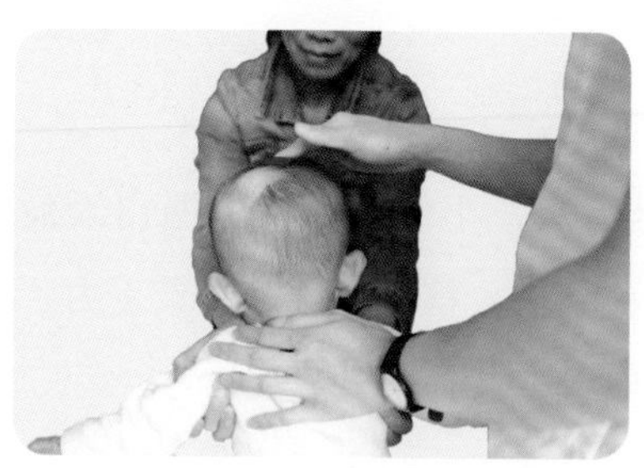
按揉百会

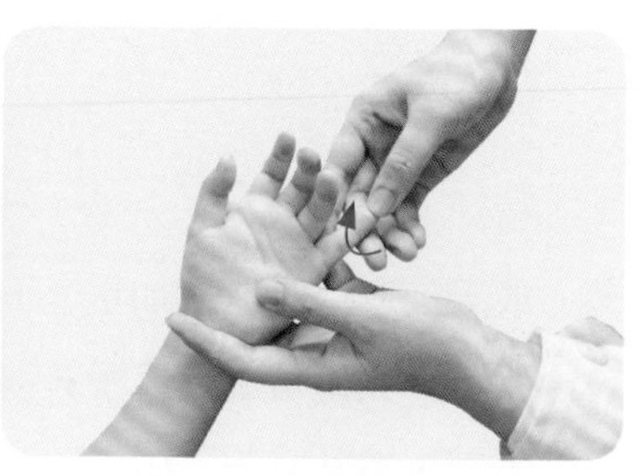
补肾经

第三步：推上三关（定位：前臂桡侧，阳池至曲池呈一直线。操作：用拇指桡侧面或示、中两指螺纹面自腕推向肘）300 次。

第四步：捣小天心（定位：掌根、大鱼际、小鱼际交接处凹陷中。操作：用中指指端或屈曲的示指指间关节捣本穴，称捣小天心）100 次。

第五步：揉脐（定位：肚脐。操作：用中指指端或掌根揉本穴）2 分钟。

第六步：揉关元（定位：在下腹部，脐中下 3 寸，前正中线上。操作：用手掌根或中指或拇指螺纹面揉本穴）2 分钟。

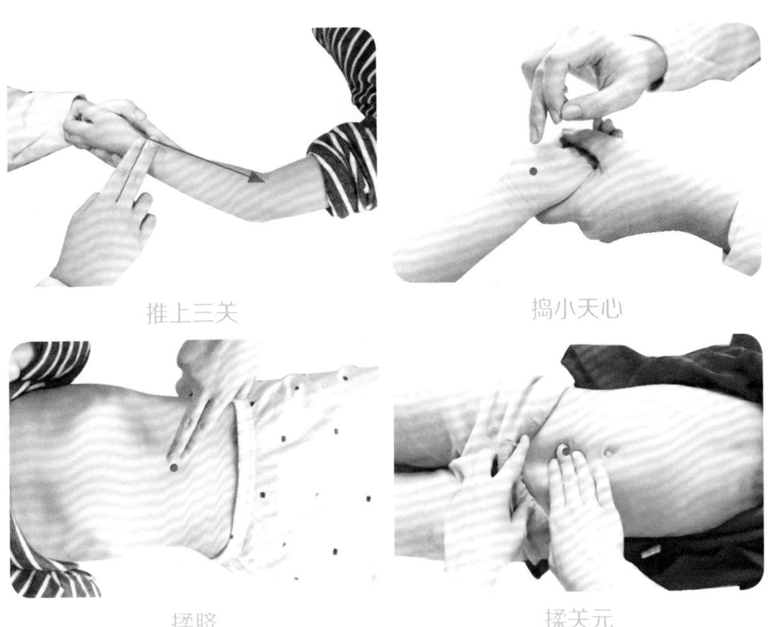

推上三关　　捣小天心

揉脐　　揉关元

第七步：按揉肾俞（定位：第 2 腰椎与第 3 腰椎棘突之间，左、右各旁开 1.5 寸。操作：用两手拇指，或单手示指、中指指端按揉本穴，称按揉肾俞）2 分钟。

第八步：揉龟尾（定位：尾椎骨端。操作：用拇指或中指指端揉本穴）300 次。

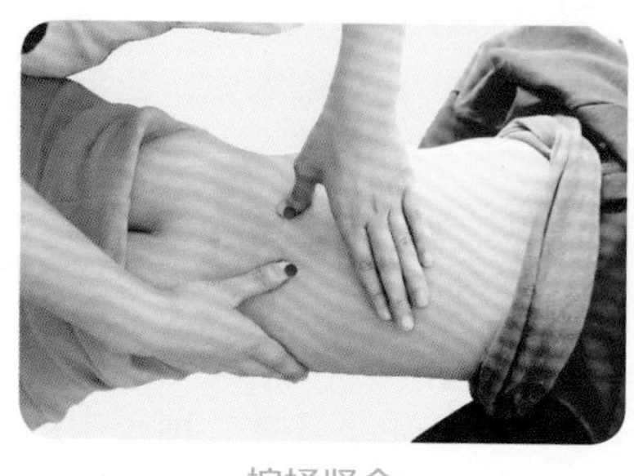
按揉肾俞

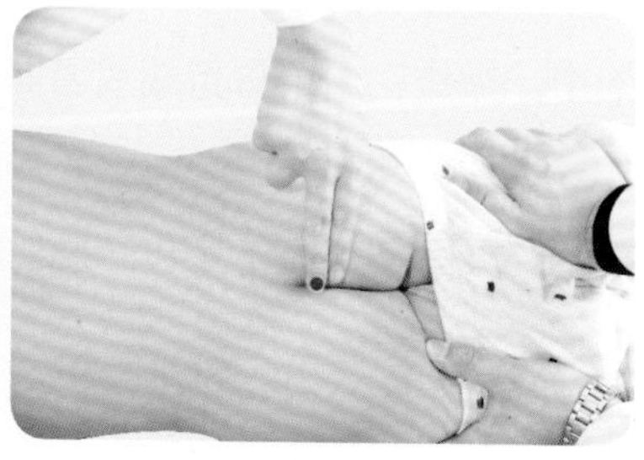
揉龟尾

第九步：推上七节骨 [定位：第 4 腰椎棘突向下至尾椎骨端（即长强穴），呈一直线。操作：用拇指或示、中两指螺纹面自下而上直推] 300 次。

第十步：按揉三阴交（定位：内踝直上 3 寸，胫骨后缘凹陷中。操作：用拇指或中指指端按揉本穴，称按揉三阴交）50 次。

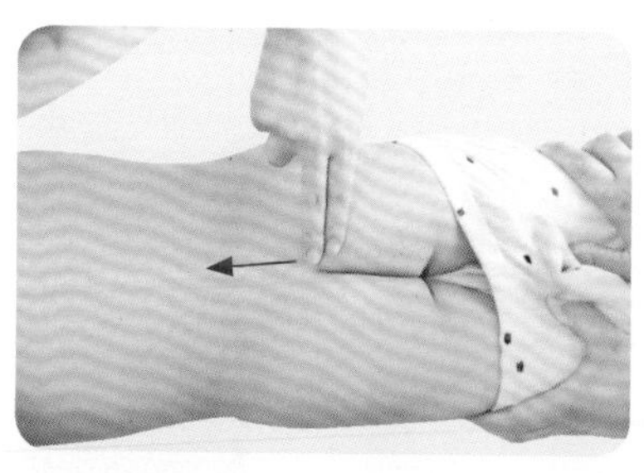
推上七节骨

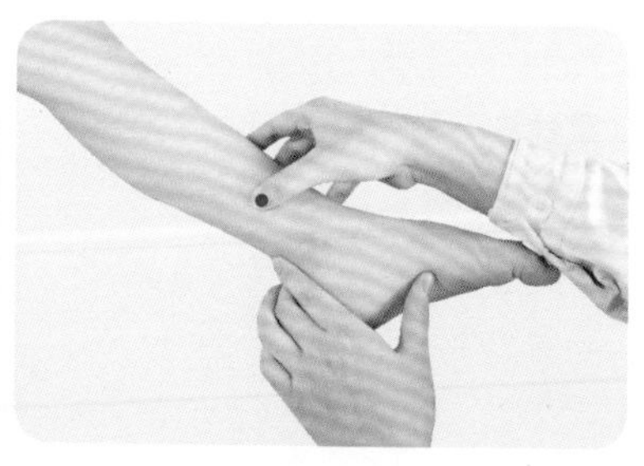
按揉三阴交

第十一步：揉涌泉（定位：在足掌心前 1/3 与后 2/3 交界的凹陷中。操作：用拇指吸定于穴位做环旋揉动）50 次。

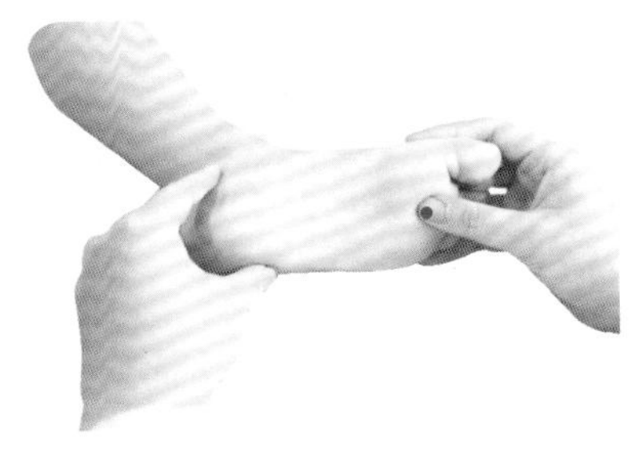

揉涌泉

2. 肺脾气虚

特征｜多发于病后，睡中遗尿，尿频而量少，面色㿠白，神疲气短，自汗乏力，食欲不振，大便溏薄，易反复感冒咳喘，舌淡苔薄白，脉沉细。

治则｜益气健脾，固涩小便。

推拿处方｜补肺经 500 次，补脾经 500 次，补肾经 300 次，捣小天心 100 次，揉脐 2 分钟，揉关元 2 分钟，揉肾俞 2 分钟，推上七节骨 100 次，按揉足三里（双侧）、揉三阴交（双侧）各 50 次，捏脊 5 遍。

解说｜补肾经、揉关元、揉肾俞——温补肾气，固涩下元。（补肾）

揉脐、推上七节骨——温阳散寒，固涩下元。（散寒）

揉三阴交——理下焦，通水道。（阴中求阳）

捣小天心——清脑醒神，助小儿在睡眠中控制小便，按揉百会还能温阳升提。（醒脑开窍）

补肺经、补脾经——补益脾肺，通调水道。

按揉足三里，捏脊——健脾补肺，疏通水道。

推拿操作步骤

第一步：补肺经（定位：环指末节螺纹面。操作：用拇指螺纹面轻附于患者环指螺纹面上，做顺时针方向的环旋移动，称补肺经）500 次。

第二步：补脾经（定位：拇指末节螺纹面。操作：用拇指螺纹面轻附于患者拇指螺纹面上，做顺时针方向的环旋移动，称补脾经）500 次。

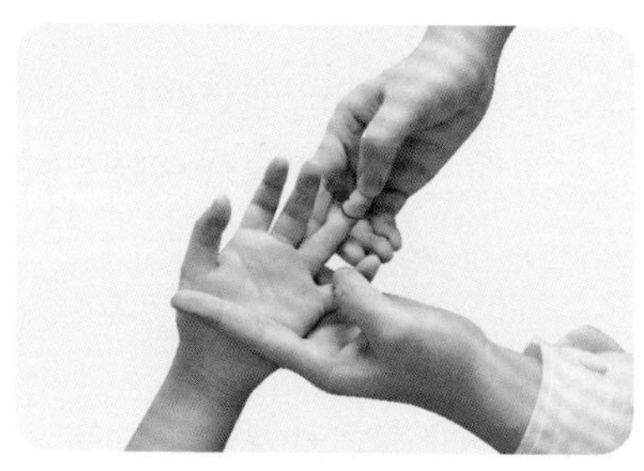
补肺经

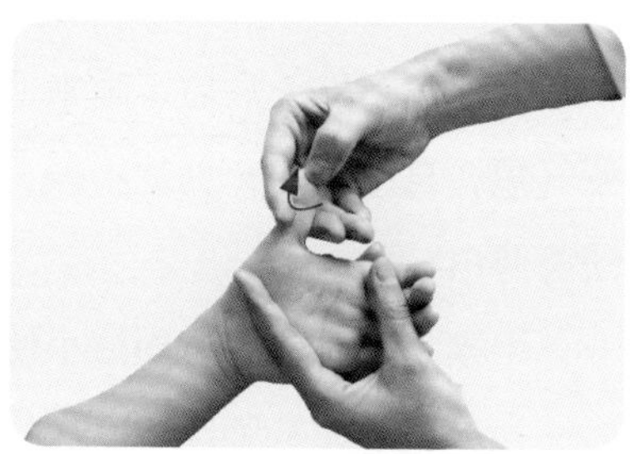
补脾经

第三步：补肾经（定位：小指螺纹面。操作：用拇指螺纹面轻附于患者小指螺纹面上，做顺时针方向的环旋移动）300 次。

第四步：捣小天心（定位：掌根、大鱼际、小鱼际交接处凹陷中。操作：用中指指端或屈曲的示指指间关节捣本穴，称捣小天心）100 次。

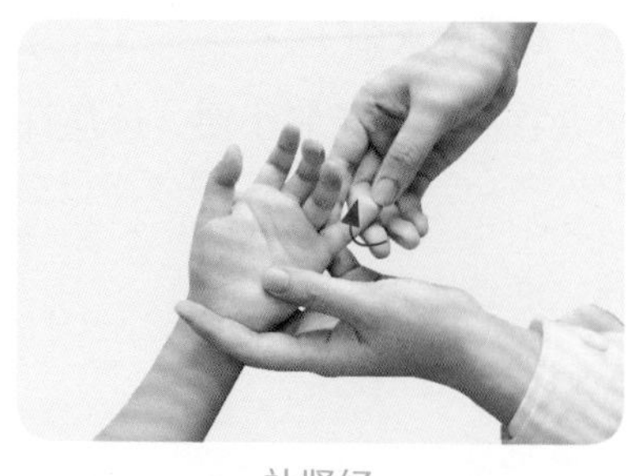
补肾经

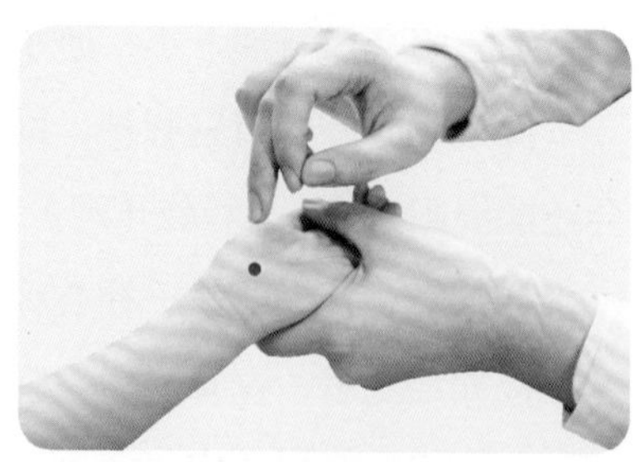
捣小天心

第五步：揉脐（定位：肚脐。操作：用中指指端或掌根揉本穴）2 分钟。

第六步：揉关元（定位：在下腹部，脐中下 3 寸，前正中线上。操作：用手掌根或中指或拇指螺纹面揉本穴）2 分钟。

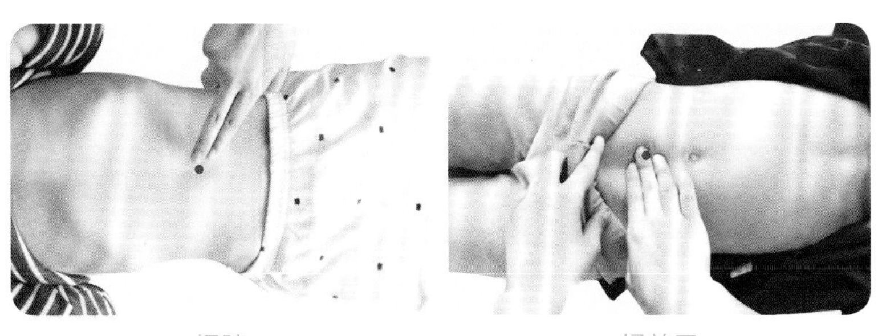

揉脐　　揉关元

第七步：揉肾俞（定位：第 2 腰椎与第 3 腰椎棘突之间，左、右各旁开 1.5 寸。操作：用两手拇指，或单手示指、中指指端按揉本穴，称揉肾俞）2 分钟。

第八步：推上七节骨 [定位：第 4 腰椎棘突向下至尾椎骨端（即长强穴），呈一直线。操作：用拇指或示、中两指螺纹面自下而上直推] 100 次。

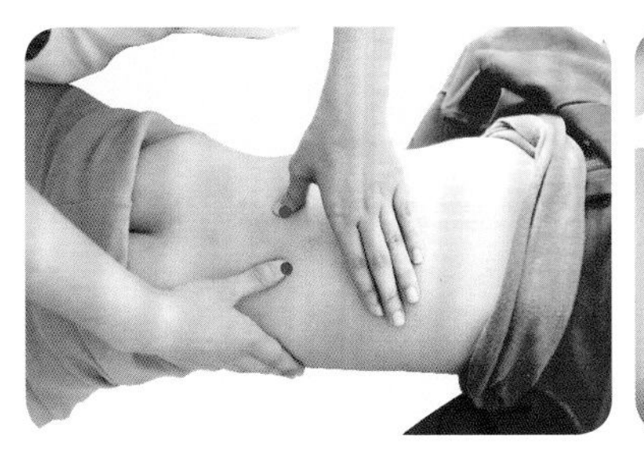

揉肾俞

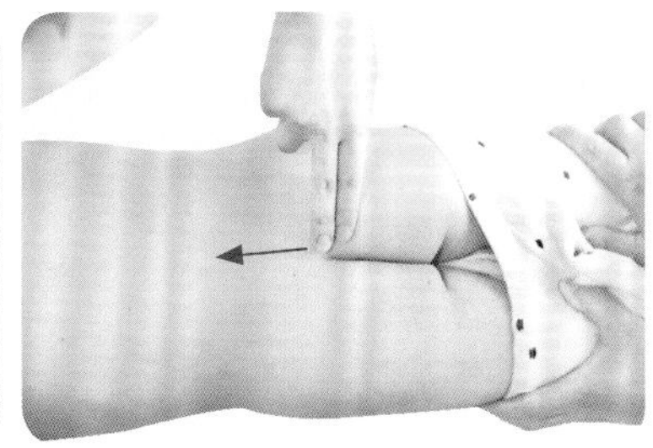

推上七节骨

第九步：捏脊（定位：大椎至长强呈一直线，是小儿身体上最长的线状穴。操作：用拇指按在后，示、中两指在前，或将示指屈曲，以中指桡侧按在后，拇指在前，两手自下而上捏脊柱，为补法，反之为泻法）10 次。

第十步：揉三阴交（定位：内踝直上 3 寸，胫骨后缘凹陷中。操作：用拇指或中指指端揉按本穴，称揉三阴交）50 次。

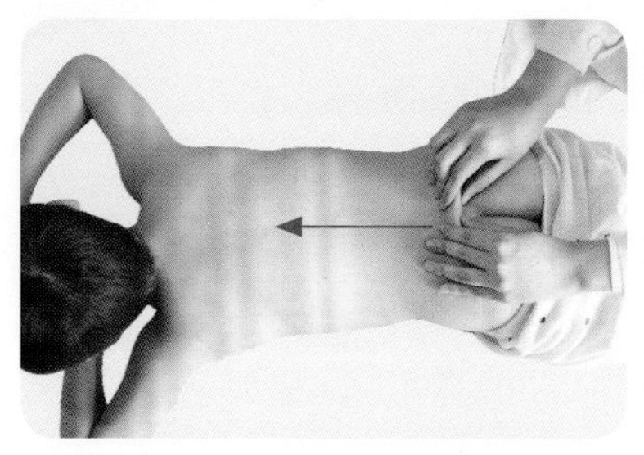
捏脊

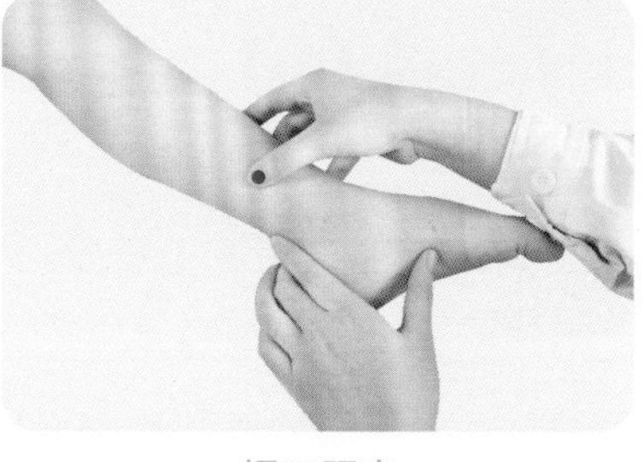
揉三阴交

第十一步：按揉足三里（定位：外膝眼下 3 寸，胫骨前嵴外一横指处。操作：用拇指按揉本穴，可双侧同时操作，称按揉足三里）50 次。

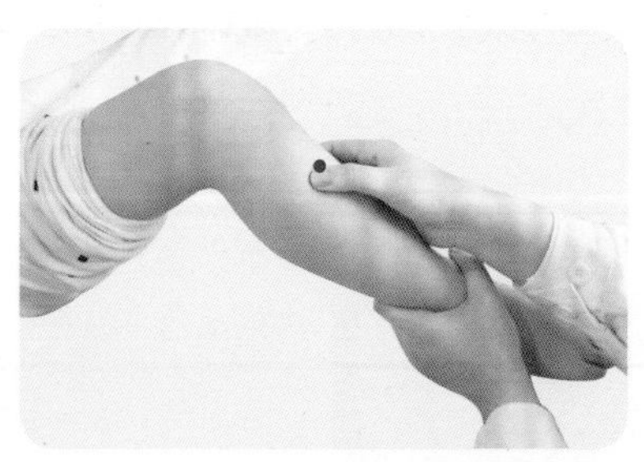
按揉足三里

3. 肝经湿热

特征｜睡中遗尿，小便臊臭，色黄量少，性情急躁，面红目赤，口唇色红，口渴喜饮，大便干燥或黏腻不爽，舌红，苔薄黄，脉弦数。

治则｜泻肝清热利湿。

推拿处方｜补肾经 100 次，清肝经 100 次，清心经 100 次，清小肠 100 次，捣小天心 100 次，揉脐 2 分钟，揉关元 2 分钟，揉肾俞 2 分钟，揉三阴交 50 次，揉涌泉 50 次。

解说｜补肾经、揉关元、揉脐、揉肾俞——温补肾气，固涩下元。（补肾）

揉三阴交——理下焦，通水道。（阴中求阳）

捣小天心——清脑醒神，助小儿在睡眠中控制小便，按揉百会还能温阳升提（醒脑开窍）。

揉涌泉——引热下行，固肾缩泉。

清肝经、清心经、清小肠——清肝解郁，化湿泻热。

推拿操作步骤

第一步：补肾经（定位：小指螺纹面。操作：用拇指螺纹面轻附于患者小指螺纹面上，做顺时针方向的环旋移动）100 次。

第二步：清肝经（定位：示指末节螺纹面。操作：示指伸直，由指端向指根方向直推为清，称清肝经）100 次。

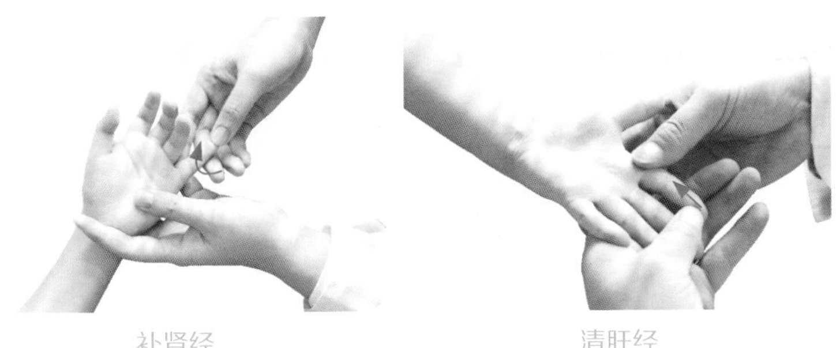

补肾经　　清肝经

第三步：清心经（定位：中指末节螺纹面。操作：中指伸直，由指端向指根方向直推为清，称清心经）100 次。

第四步：清小肠（定位：小指尺侧缘，赤白肉际处，由指尖到指根。操作：由指根向指尖方向直推为清）100 次。

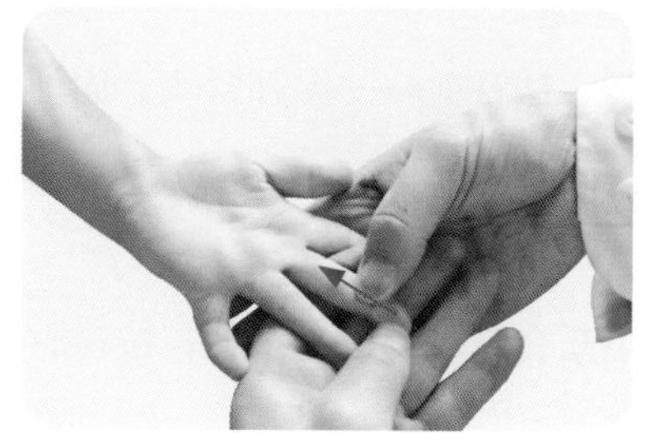
清心经

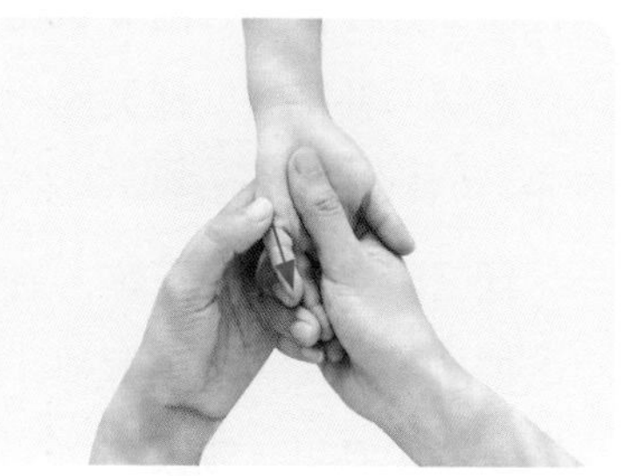
清小肠

第五步：捣小天心（定位：掌根、大鱼际、小鱼际交接处凹陷中。操作：用中指指端或屈曲的示指指间关节捣本穴，称捣小天心）100 次。

第六步：揉脐（定位：肚脐。操作：用中指指端或掌根揉本穴）2 分钟。

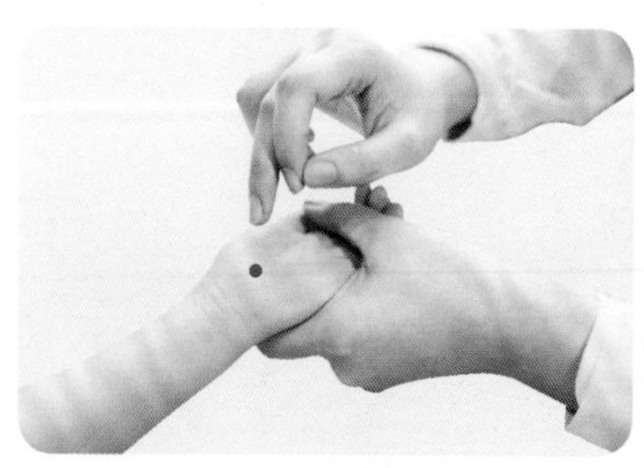
捣小天心

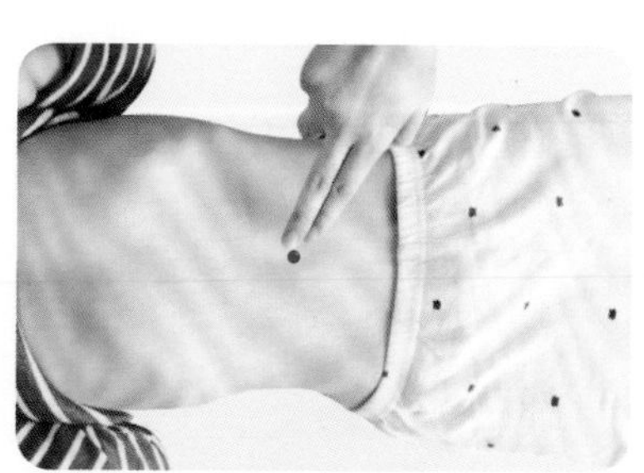
揉脐

第七步：揉关元（定位：在下腹部，脐中下3寸，前正中线上。操作：用手掌根或中指或拇指螺纹面揉本穴）2分钟。

第八步：揉肾俞（定位：第2腰椎与第3腰椎棘突之间，左、右各旁开1.5寸。操作：用两手拇指，或单手示指、中指指端按揉本穴，称揉肾俞）2分钟。

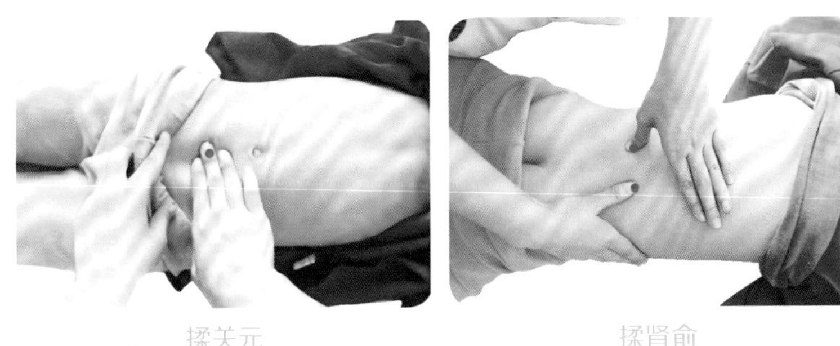

揉关元　　揉肾俞

第九步：揉三阴交（定位：内踝直上3寸，胫骨后缘凹陷中。操作：用拇指或中指指端揉按本穴，称揉三阴交）50次。

第十步：揉涌泉（定位：在足掌心前1/3与后2/3/交界的凹陷中。操作：用拇指吸定于穴位做环旋揉动）50次。

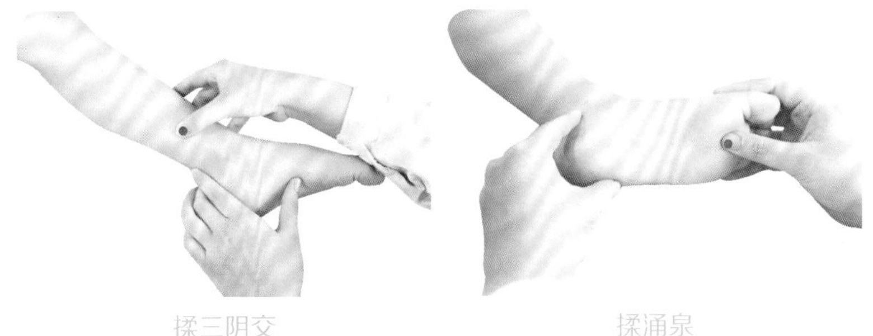

揉三阴交　　揉涌泉

八 刚一入睡就遗尿与快天亮时遗尿，大有不同

遗尿患儿发生遗尿的时间并不相同，有的发生在刚刚入睡时，有的发生在快天亮时，还有的在刚入睡时和快天亮时都会发生。

1. 入睡即遗尿型　即使在入睡后也不停地产生大量尿液，在睡下不到 2 小时的时间里膀胱饱和，然后遗尿。因此，入睡即遗尿型的孩子几乎都在不断产生尿液，每天晚上至少要遗尿 2 ~ 3 次。

2. 清晨遗尿型　与入睡即遗尿型不同，入睡后产生的尿量较少，充满膀胱时已经是清晨了，那时再也无法抑制就遗尿了。不同的是，快天亮时遗尿者再努努力就会成功。这种清晨遗尿型的孩子如果今后产生的尿量再少一些的话，就可能不再遗尿而一觉睡到天亮了。刚开始时，可能有时充满膀胱，有时充不满膀胱，偶尔遗尿；或者睡懒觉的日子，前一日晚上喝了太多水的日子会遗尿。但这些都将成为过去，孩子一定会战胜遗尿，要树立起信心。

九 遗尿患儿的肾气不足与成人的肾气不足，大有不同

遗尿患儿的肾气不足和成年人的肾气不足并不相同，主要是

成因不同。小儿肾气不足多是先天性的，是遗传所致；成年人的肾气不足多是性生活消耗所致。成年人肾气不足需通过补肾气治疗，而小儿不宜大补。

肾气不足的患儿，应避免进食冰冷的饮食，因冰冷的饮食会伤害他们的肾气。除了中药，针灸也能直接补肾。

西医“抗利尿激素（ADH）夜间分泌不足”与中医“肾气不足”可能是同一回事。醋酸去氨加压素是补充疗法；补肾中药激发人体自身分泌抗利尿激素，属于自然疗法。笔者主持的广东省中医药管理局课题研究发现：肾气不足型遗尿患儿 ADH 比正常儿童低，经补肾中药治疗后，遗尿患儿 ADH 水平明显升高，达到正常儿童水平。

十　这 7 种情况下，遗尿孩子要吃膏方

有很多家长问我：遗尿孩子什么情况下要吃膏方？健儿止遗膏方的作用是什么？

为了让更多遗尿的孩子早日干床，不再尿床，有以下 7 种情况的遗尿孩子，早吃膏方，早调理体质，可早治愈。

情况 1：夜间产尿量特别多，尿床一大片的孩子。

情况 2：夜间尿床特别早，凌晨 2 点之前就尿床的孩子。

情况 3：夜间尿床次数多，一晚上 2 次，或者中午也尿床的孩子。

情况 4：夜间睡觉特别不容易醒，睡得特别沉的孩子。

情况 5：遗尿病程长，年龄比较大的孩子。

情况 6：遗尿孩子伴有尿比重低、尿色淡清如水，吃冷食、甜食必尿的孩子。

情况 7：药物治疗不敏感或效果不理想，或治疗不彻底的孩子。

健儿止遗膏

适应证｜每晚尿床，尿清长、味不大，平时在天气寒冷时小便次数多，面色苍白，缺少光泽，神疲乏力，四肢发凉、怕冷，或下肢无力。适用于肾气不足的体弱儿，可温补肾阳、固涩小便。

处方｜淮山药、煅牡蛎、益智仁、党参、炙黄芪、菟丝子、乌药、金樱子、熟地黄、桑螵蛸、补骨脂、炒白术、山茱萸肉、覆盆子、石菖蒲、炙麻黄、桂枝、甜菊叶、炙甘草等。上述药物浸泡 12 小时，文火煎 3 次，过滤成药汁，加麦芽糖 250 克、冰糖 750 克，熬成膏药。

用法用量｜1～3 岁，10 克 / 次，每日 2 次；4～6 岁，15 克 / 次，每日 2 次；6 岁以上，20 克 / 次，每日 2 次。3 个月为 1 个疗程。

十一　家长常见 7 种错误，导致遗尿症治疗效果不好，或者治愈后又复发

有一些遗尿症患儿，治疗 3 个月后，效果很好，不遗尿了，但对药物有依赖性，停不了药，一停药则每周偶有 1 次遗尿，或

者每月偶有几次遗尿，或者停药后开始时不遗尿，但过一段时间会复发；还有一些遗尿症患儿，治疗3个月后，只是好转，仍然偶有遗尿。对于这两种情况，不少家长很困惑，也很无奈，已经坚持3个月了，是继续治疗，还是换个医生治疗？总之，家长认为治疗不彻底、不理想，是什么原因呢？该怎么办？

上面讲的情况，经常有家长前来咨询。根据多年治疗小儿遗尿症的经验，笔者认为，遗尿症治疗效果不彻底、不理想的主要原因：一方面是遗尿症有轻、中、重度的不同，轻度遗尿症3个月左右可以治愈，中、重度遗尿症疗程可能要半年，甚至更长一些；另一方面是家长和孩子在治疗期间，对遗尿症的治疗方案、行为治疗及生活指导配合不积极，主要表现为以下7种错误。

错误1：治疗项目没有按时做，孩子有时间就做，没时间就不做。

错误2：中药或西药没有按时吃，或者吃的量不够。

错误3：膀胱容量小，没有进行膀胱憋尿训练，或训练时间不够。

错误4：肾虚、脾虚，体质差，没有及时调理体质。

错误5：饮食控制不严格，冷食、利尿食物、甜食没忌口，饮水控制不好，没有做到白天多喝、晚上少喝、睡前不喝的习惯。

错误6：家长仍经常夜间叫醒孩子，打扰孩子睡眠，影响夜间抗利尿激素的分泌。

错误7：家长经常因遗尿责备孩子，让孩子没有自信心。

为了提高遗尿的治疗效果，首先，治疗前明确孩子的遗尿症是轻度、中度，还是重度；其次，家长朋友们和孩子在遗尿治疗期间，一定要认真配合医生的治疗，积极进行膀胱训练，严格管理饮食，合理安排睡眠。

十二　4种对策，解决难治性遗尿症

有一些遗尿孩子，经多家医院治疗，效果均不理想，如果治疗方案没问题的话，就要考虑孩子患的遗尿症可能是难治性的。

如果出现以下四种情况：服药无明显效果；服药有效果，停药后反复；夜尿量减少仍遗尿；治疗抵抗，依从性差，就属于难治性遗尿症。

对策1：对于服药无明显效果的遗尿患儿，要加大药物剂量，剂量加大了，可能就有效果了。

对策2：对于服药有效果，停药后反复的遗尿患儿，延长疗程，治疗时间越长，效果越好。

对策3：对于夜尿量减少仍遗尿的患儿，要多药联合治疗，西药联合，或中、西药联合。

对策4：对于治疗抵抗、依从性差的遗尿患儿，要综合治疗并延长疗程。

难治性遗尿症为什么难？首先，难在认识上，认识上要到位，家长和孩子要高度重视，治疗要积极配合。其次，难在管理上，管好睡眠，管好饮水，管好吃饭，管好控尿，管好排便，管好用药。再次，难在非单症状性夜间遗尿症，伴有夜间尿频、尿量多，日间尿频、尿急、尿失禁、排尿困难或下尿路疼痛。针对功能小膀胱，膀胱过度活动，可用抗胆碱药物奥昔布宁，稳定逼尿肌，降低膀胱内压，还要加强控尿训练和盆底肌训练。最后，难在定期复诊，比如挂号难，治疗断续。

行为训练具体体现在以下几个方面。

日间排尿：膀胱充盈——盛得下。膀胱容量 =（年龄 + 1）× 30 毫升。

膀胱排空——排得净。膀胱残余尿量 < 10 毫升。

夜间排尿：储尿 + 夜浓缩尿——睡整夜。

觉醒排尿——憋醒。

控尿训练：膀胱憋尿训练和唤醒训练要加强。

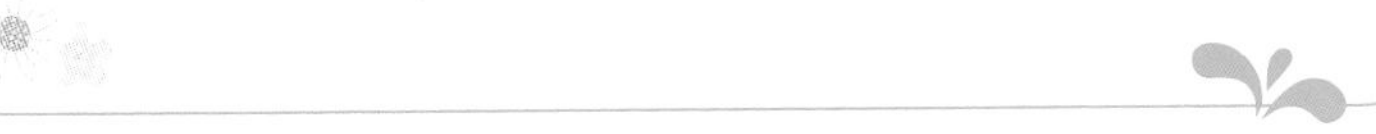

十三　多因素引起的遗尿症，要联合治疗

多因素引起的遗尿症，临床上如果采用单一治疗手段，疗效大多不理想。事实上，大多数遗尿症的病因是多因素导致的，为此，笔者从遗尿患儿夜尿多及膀胱、尿道等多个方面功能障碍进行分析，制定了一张简易的遗尿症联合治疗思路流程图，方便临床使用。

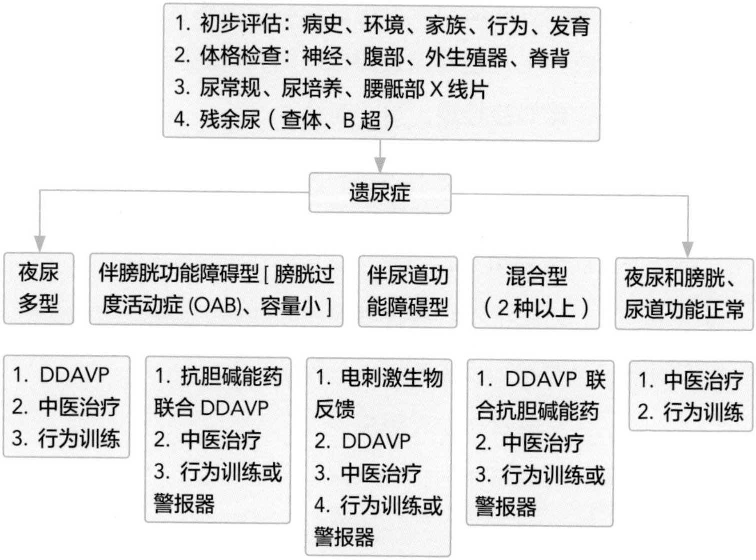

1. 初步评估：病史、环境、家族、行为、发育
2. 体格检查：神经、腹部、外生殖器、脊背
3. 尿常规、尿培养、腰骶部 X 线片
4. 残余尿（查体、B 超）

↓

遗尿症

夜尿多型	伴膀胱功能障碍型[膀胱过度活动症(OAB)、容量小]	伴尿道功能障碍型	混合型（2 种以上）	夜尿和膀胱、尿道功能正常
1. DDAVP 2. 中医治疗 3. 行为训练	1. 抗胆碱能药联合 DDAVP 2. 中医治疗 3. 行为训练或警报器	1. 电刺激生物反馈 2. DDAVP 3. 中医治疗 4. 行为训练或警报器	1. DDAVP 联合抗胆碱能药 2. 中医治疗 3. 行为训练或警报器	1. 中医治疗 2. 行为训练

遗尿症联合治疗思路流程图

注：DDAVP，指醋酸去氨加压素。

十四　治疗遗尿症，家长常见的 5 个认识误区

在老一辈父母心中，通常觉得小儿遗尿症不是病，也不用着急，觉得孩子长大了自然就好了，年轻一代父母要多学习育儿常识，遇到这种情况，千万别因“尿床不是病”的错误观念而延误了孩子的最佳治疗时机。以下是笔者在临床中遇到的一些家长认识误区。

误区一：尿床会自愈，不用治。有些家长拖到孩子十几岁时才带孩子去看医生。欧美一些国家统计表明，10 岁以上孩子尿床发生率高达 10%，这足以说明很多尿床患儿未能自愈。临床证实，晚治疗不但会错过最佳治疗时机，还会加大治疗难度，增加治疗费用，所以越早治疗越好。

误区二：病急乱用药。家长自行从药店购药，甚至乱用土方，不但延误了最佳治疗时机，而且乱用药物还可能对孩子的身体造成很大的影响。因为每个孩子尿床的原因是不同的，如膀胱容量太小、尿液产生太多、抗利尿激素水平不足、遗传、心理因素等，所以一种药、一个土方等仅仅适合一部分患者，家长必须带小孩去看医生，让医生来决定什么药适合你的孩子。

误区三：治病急，求快。彻底治愈遗尿症需要一定的时间、疗程，很多家长治疗求快，反而欲速则不达。一般要 3 个月以上，严重的要半年左右。

误区四：忽视心理治疗。尿床孩子虽然表面上满不在乎，其实心理压力还是蛮大的。如果小孩晚上没有尿床，早上那股轻松劲儿就能说明一切。因此，不要给孩子灌输消极的想法，不要过分刺激孩子敏感的神经，要尊重孩子的隐私，多给孩子一些包容。

误区五：单纯依靠药物。除了心理辅导外，膀胱训练、生活管理等都可以起到明显的辅助作用，对有些患儿甚至起着决定性的作用，所以必须在医生的指导下认真执行以上各项措施，做到综合治疗，以达到最佳治疗效果。

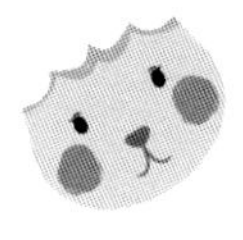

第五章

行为训练不可少

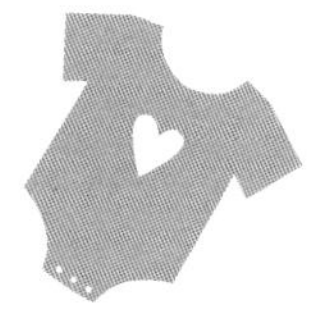

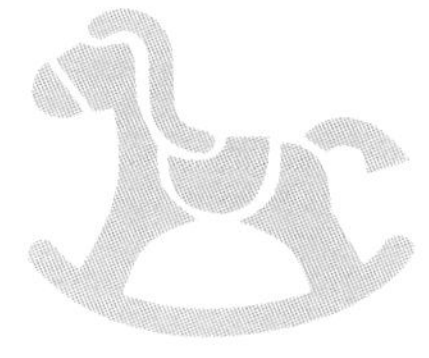

一　有两种行为训练——膀胱训练和唤醒训练，用以纠正遗尿

首先，在确认遗尿孩子没有生理性疾病的前提下，才可以采用以下方法进行“干床”行为训练——膀胱训练和唤醒训练，以纠正遗尿的习惯。

1. 膀胱训练　主要针对敏感性膀胱，不适用于所有遗尿孩子。可在中午或周末进行，最初孩子的膀胱只能储存几十毫升尿液，当经过膀胱训练储存尿量达到 250 ~ 300 毫升时（视孩子的年龄，年龄越大，膀胱容量越大），基本上就不尿床了。

膀胱训练的步骤

第一步：准备阶段。父母准备一个有刻度的容器，专门为孩子每次小便时量尿用。准备一张画好表格的纸，记录孩子每次排尿的量。

第二步：遗尿的孩子每天尽量多喝水，以增加膀胱容量。

第三步：实施阶段。每当有遗尿习惯的孩子开始有尿意时，要尽量憋住，5 分钟以后再上厕所。以后可根据孩子意志力强弱等具体情况，增加憋尿时间，直到能憋住 30 分钟左右。

对于孩子的每一次进步，父母都要给予赞扬或奖励。

另外，父母也可以告诉遗尿的孩子，可以试一试断断续续地排尿，即在排尿过程中，突然主动中断，这样可以锻炼膀胱括约肌的舒张、收缩功能。一般经过一段时间的憋尿训练，遗尿的孩子就能控制膀胱的收缩，不会再遗尿了。

2. 唤醒训练　适合所有遗尿孩子。

唤醒时机：不要随意唤醒患儿排尿，应当在膀胱充盈至即将

排尿时将其唤醒。通过这种方法，强化“夜间尿意—觉醒”的神经反射，缩短遗尿的持续时间。

唤醒训练方法

方法一：通过尿床日记等途径，父母掌握患儿遗尿规律，在尚未尿床前亲自（或闹钟）唤醒患儿，令其排尿，经多次反复训练，最终使其能自觉醒来排尿。

方法二：教会患儿与家长如何在夜间正确使用遗尿报警器，患儿尿湿时，报警器叫醒患儿起床，排出余尿，经多次反复，最终能使患儿自觉醒来排尿。

如何判断膀胱已充盈？

参考以下两种方法进行判断：①患儿在安静睡眠中突然出现翻身或其他躁动表现，提示排尿；②根据以往患儿出现遗尿的时间规律，在即将遗尿前唤醒其排尿。

为使遗尿出现的时间更为规律并方便家长掌握唤醒时间，可要求患儿在生活上实行“三定”原则：晚饭定时、睡眠定时、晚饭至睡前饮水定量，夜间相应时间所产生的尿量相对稳定，遗尿出现时间也将相对固定。

温馨提示

不正确的唤醒训练方法

有的家长唤醒训练不是针对孩子，而是针对自己，不是把孩子唤醒，而是唤醒自己。闹钟铃声一响，赶紧关闭，生怕把孩子吵醒，然后蹑手蹑脚地把孩子放在便盆上，孩子在沉睡中排尿，第二天根本不知道夜间发生的事。

不科学的排尿训练

在非膀胱充盈期叫醒排尿或把尿，在膀胱充盈期不叫醒或把尿；长期使用纸尿裤等尿垫；尿床后训斥或惩罚。

二　对遗尿孩子的教育要遵守三不原则——不叫起夜、不着急、不生气

家长对遗尿孩子的教育要遵守三不原则：一是尽量不叫起夜；二是不着急；三是不生气。

为什么叫起夜会使遗尿成为习惯

遗尿的孩子都有曾经被连拖带拽地从梦中叫醒的经历，遗憾的是不但遗尿没有被治好，反而一直延续至今，几乎没有靠晚上叫起夜上厕所而治愈遗尿的。

如果夜里需要叫醒去小便的话，说明夜间产生的尿量还是太多，并且，晚上叫醒孩子会扰乱睡眠的生物节律，更会使抗利尿激素（ADH）的分泌发生紊乱，其结果是使遗尿成为习惯。

要想治愈遗尿，千万不能无视生理上分泌 ADH 的规律，不要扰乱孩子的睡眠，不如香香甜甜地睡到天亮。

在什么情况下叫起夜无妨

只有在清晨 5 点以后遗尿的孩子（清晨遗尿型），才可以叫起夜。清晨 5 点之后看看孩子，如果还没遗尿就可以叫他起来，如果已经遗尿了，就不要再惊动孩子了，让他好好睡觉。另外，清晨 5 点多让孩子排尿后，再让他小睡一会儿也可以。

为什么清晨 5 点以后遗尿的孩子叫起夜没关系呢？这是因为

清晨5点以后，人体就自动趋向苏醒，ADH的分泌量也开始逐渐减少，所以，即使叫醒孩子，也不会使遗尿病情恶化。

还有，特殊情况下，如外出旅游，在外过夜担心孩子遗尿，则叫一次起夜也无妨。

为什么对遗尿的孩子进行斥责没有用

遗尿与孩子个人意志力无关，是身体的生理或病理原因导致产生大量尿液造成的，无论睡觉前下多么大的决心都是徒劳的。

孩子受到父母批评，拼命下决心不遗尿。可是事与愿违，身体背叛了大脑的意志导致多次失败。这样会使孩子渐渐丧失自信、斗志及自主性和干劲儿。

遗尿的孩子表面上看去一副满不在乎的样子，实际心里比谁都想早一天不遗尿，能够轻轻松松地迎接清晨。理解孩子，亲切地对待孩子，千万不要因为遗尿就斥责孩子。

三　对患有遗尿症的孩子，家长千万不要给孩子施加压力

夜间尿量多少是由抗利尿激素分泌量的多少决定的。抗利尿激素分泌量的多少又是由垂体后叶的分泌能力决定的，也就是与神经内分泌系统的发育程度和丘脑下部调节激素分泌的能力有关。

因此，一旦有了压力，作为感情中枢的丘脑下部的功能就会发生紊乱，垂体分泌抗利尿激素的指令也开始发生混乱。这样一来，垂体的激素分泌能力虽然已经成熟，但不能正常分泌激素，如同踩着汽车的刹车一般，跑不起来。

如有的遗尿孩子，大概已经一年多不遗尿了，因搬家等环境因素的变化，受精神压力的影响，又开始遗尿了。这种情况个别是膀胱或全身疾病导致的，大多数是心理因素影响造成的。

四 千万不要给遗尿孩子灌输“遗尿是因为你不好”的思想

遗尿是违反自己的意志，在睡眠期间由身体产生出大量尿液充满膀胱后造成的。因此，不论怎么加强自己的意志，都是徒劳。可是如果孩子一遗尿家长就批评“真差劲”“又遗尿了”“跟弟弟好好学学”“在外住宿时遗尿了怎么办”，等等，就会不断使他（她）产生“自己不够好”的想法。

即使家长不说批评孩子的“恶言恶语”，遗尿这件事本身就已经给孩子带来很大的精神负担了。因此，过分刺激孩子的敏感神经会使他们更紧张。

不要指责孩子身体发育上的缺点，更不可打遗尿孩子的屁股，也不要把孩子和他的同学进行比较，更不要让他们感到在外住宿是一件痛苦的事情，反而要亲切地鼓励孩子。

五 家长要理解遗尿孩子的心理，让孩子从压力中解放出来

每晚遗尿的孩子，即使不被父母批评，或者表面上显得若无

其事，其实内心有着无形的压力。尤其是夏令营、集体旅行一起住宿，给孩子造成的压力会格外沉重。

首先，家长应明白遗尿对孩子是有压力的。有些小孩一直到小学高年级还在遗尿，因为不想因遗尿挨骂，只要尿得不太多，就装得没事一样把湿被褥、睡衣藏起来，或者塞进壁橱里，有时穿着尿湿的内裤，再在外面套上一条短裤就去学校了。

其次，家长不要再因遗尿批评孩子，也不要有事没事说个没完。比如吃晚饭时总是说“可别喝那么多水，要不又要遗尿了”。其实，很多孩子即使不喝那么多水也会遗尿的。孩子忍耐，失败；努力，又失败。在这样的反复过程中，孩子很容易形成一种软弱、没有干劲儿的性格。希望家长朋友们好好遵守“不叫起夜、不着急、不生气”三不原则。

六　鼓励孩子战胜遗尿症，是治疗成败的先决条件

大多数遗尿孩子存在害羞、焦虑、恐惧及畏缩的心理，有些孩子的父母甚至不顾及孩子的自尊心，采用打骂、威胁等惩罚的手段。这样，只会使孩子感到更加委屈和忧郁，更加重心理负担，遗尿症状不会减轻，反会加重。

因此，患有遗尿症的孩子，只能在安慰、鼓励的情况下进行治疗，这一点甚为重要，是治疗成败的先决条件。从治疗第一天起，要求家长为患儿设置日程表，以便每天进行记录。

当孩子尿床时，与孩子一起寻找可能导致尿床的原因，并记

录在日程表上，如未按时睡眠，睡前过于兴奋，白天过于激动，傍晚液体摄入量太多等。

当孩子无尿床时，便把一颗星画在日程表上，并予口头表扬或物质奖励。

七　遗尿孩子参加集体活动，要做好 4 项准备

学校活动需要在外住宿时，让不让遗尿的孩子参加？这的确会让家长犹豫不决，孩子自己也怕万一遗尿而顾虑重重。另外，学校的老师也有点儿不太愿意让遗尿的学生参加。对老师来说，尿湿床单、被褥是很麻烦的事。

但是，仅仅因为遗尿这一生理上的不利因素，就剥夺了孩子参加集体生活中共同住宿的机会，说重一些，这可是“不平等”的。

为了让孩子参加学校活动之一的集体住宿，有必要积极地整理出目前的问题。那么具体要注意些什么呢？

首先孩子是不愿意让他（她）的班主任老师知道自己遗尿一事的。因此，即使家长把内情告诉老师，拜托老师照顾一下孩子，也最好仅限于家长与老师两方知道，并且让老师充分理解到，孩子自己还以为老师并不知道，请老师照顾到孩子的想法，巧妙地配合一下。

遗尿孩子要参加集体活动需要做好以下 4 项准备。

1. 带上有效的药。选择最有效的一种方法，如服用醋酸去

氨加压素片。

2. 从下午开始就要少喝水。要让孩子从下午开始就减少饮水量，熄灯之前上一次厕所，最好在入睡之前再去一次厕所。这是考虑孩子们凑到一起在熄灯后 1 ~ 2 小时之内肯定还在打闹，不会去乖乖睡觉的。

3. 晚上让老师叫孩子起夜。如果担心以上的种种措施仍不保险，那就得请老师夜里叫孩子起夜了。因此，家长事先有必要确认应几点之前叫起夜，可不要老师好不容易醒来叫起夜了，一看晚了，孩子已经遗尿了，那样可就什么都白搭了。

4. 请老师予以充分理解。选择用药、限制水分摄入、晚上叫起夜这 3 项都做到的话，可以说孩子是不会遗尿的。

八　孩子克服惰性，可缩短遗尿症的疗程

贪玩儿是孩子的特点，如果遗尿孩子治疗项目没有按时做，有时做、有时不做；药物不按时吃；没有按时进行膀胱憋尿训练；饮食控制不严格，冷食、利尿食物、甜食没忌口；饮水控制不好，没有做到白天多喝、晚上少喝、睡前不喝的习惯，睡前又不上厕所，这些惰性一旦习以为常，养成惯性，就会造成遗尿症治疗效果不好或者不能治愈，遗尿症就不仅限于儿童时期，有可能持续到青少年时期。

小儿惰性遗尿除了个人因素外，与家长的关系也很密切。有一位高度负责任的家长，几乎能全部，至少能大部分管理好孩子

的生活习惯，掌握孩子排尿的时间和动态。适时地协助、启发和唤醒孩子，就可以改掉孩子的惰性。

家长要正确对待这类有惰性的遗尿患儿，必须先从心理入手，让孩子学会自重、自爱、自信，培养良好的心理素质。如果已经发展成习惯式病理性遗尿，就必须在医生的指导下，配合心理疗法辨证地进行药物治疗。

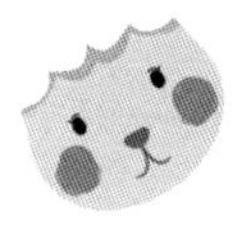

第六章

饮食和生活指导

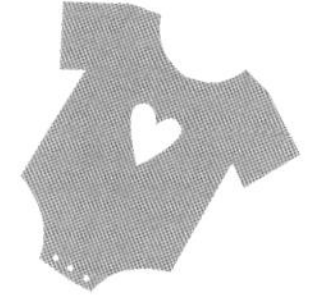

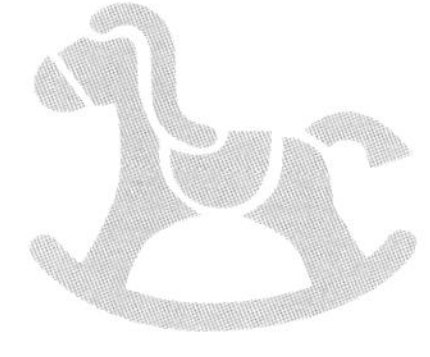

一　孩子不吃早饭、爱吃夜宵的习惯不利于遗尿症康复

孩子一天所需的营养成分和热量应分成三餐按时摄入。

不吃早饭不仅违背了这条常识，因营养不足，更会妨碍孩子上午的活动能力，光这一点就已经是一个很大的问题了。

孩子只有吃了早饭，身体血糖值升高，刺激肾上腺皮质激素大量分泌，才能调动身体的各项生理功能开始正常工作，而不吃早饭的孩子就像没有发动的机器一样，懒洋洋的。午饭，很多孩子在学校吃，也有的孩子用面包或牛奶对付。为了加强孩子的营养，家长很重视晚餐，甚至吃夜宵。如果孩子增加了吃夜宵的习惯，遗尿就会持续下去。

可见，不吃早饭、吃夜宵往往对遗尿有很大影响。特别是对于晚饭时间晚于 20:00，并且饭后马上入睡的孩子，晚饭与就寝时间太接近可真是一个问题。在食物消化、吸收期间，即使孩子已经入睡，**抗利尿激素的分泌受到抑制**，可以想象入睡即尿型患儿的尿量肯定会增加。因此，建议最好在睡前 2 小时吃完晚饭。

二　改变喝水习惯——白天多喝水、夜晚少喝水，比限制遗尿患儿的饮水量更重要

从生理上讲，喝水过多会使尿量增多。也就是说，过多喝水

会使血液变稀，抗利尿激素的分泌受到抑制。因此，在夜间出现大量**浓度较低的尿液**，遗尿自然也就严重了。

不论白天还是夜间，喝水过多都会导致夜间抗利尿激素分泌不足，这正是孩子遗尿持续的原因。

在这种情况下，按计划逐渐减少**白天、夜晚的水分摄入量**是十分必要的。改掉喝水过多的习惯是一件不太容易的事情，即使喝水减少一些，遗尿也不会立竿见影突然停止。正因为不能马上有效，许多孩子便丧失了信心，而且很多孩子都因不能痛痛快快地喝水造成了很大的心理压力。

因此，如果孩子一天当中，白天、晚上喝水量都很多的话，就算要强制减少，也要注意不要给孩子造成心理压力。如果喝水量并不太多，就没有必要限制了。但是，当遗尿快好的时候，减少夜间（即晚饭前后到入睡之间）的喝水量，很多孩子就不遗尿了（就是说，夜间的尿量已经较先前减少了很多）。如果对清晨5点前后遗尿的孩子限制喝水量，孩子很快就不会遗尿了。在这种情况下，孩子努力的成果直接与遗尿能否痊愈有关，这样孩子才会有盼头。

反过来，如果一味地限制喝水，身体总是处于一种轻度脱水状态，孩子身体受不了，会使抗利尿激素分泌的幅度变小，抗利尿激素无论白天还是晚上都分泌得少，一天的尿量是减少了，白天与夜里的尿量没有什么区别。这样一来就出现了与正常情况下抗利尿激素白天分泌得少、夜里分泌得多的规律不同，结果是白天的尿量少，夜里的尿量多，即使限制喝水，还是遗尿。对于这种情况，可以采取一个星期喝水量多些，下一星期喝水量少些，这种循环往复的方法使抗利尿激素分泌的规律恢复正常，这对治疗遗尿有好处。但是，这种方法对入睡即遗尿的类型不起作用，只对清晨遗尿型起作用。

三　摄取盐分过多，会使遗尿症病情恶化

这是因为，要想把摄取的过多盐分排出体外，就需要喝水产生大量的尿，通过尿来排泄。其结果不仅加重了肾脏的负担，而且尿量增多还会使喉咙发干，又会摄取过量的水分。总之，**摄取过多的盐分会使遗尿成为习惯，导致恶性循环。**

如果家长做菜偏咸，那就要注意今后应逐渐做淡些。这不仅对遗尿患儿有好处，还对全家人的健康有益。还有，一些母亲是把饭菜做得清淡了，可孩子却不断往自己菜里加调味酱、酱油，那就白费功夫了。因此，还要注意孩子的小动作。

注意不要出现**盐分可以随便摄取**，而**水分却受到限制**的矛盾情况。**比起限制水分，更应注意盐分的限制。**

四　遗尿孩子吃喝对了，病情减轻；吃喝错了，病情加重

一般说来，遗尿孩子一般多肾气虚，可选食羊肉、乌龟肉、猪肚、公鸡肠、虾仁、韭菜、黑豆、荔枝、龙眼肉（桂圆）、白果、核桃、栗子、山药、芡实等食品。

下面就遗尿患儿饮食宜忌进行详细说明。

1. 饮食宜进

（1）温补固涩食物。肾气不足者，宜食鸡内金、鱼鳔、山药、莲子、韭菜、黑芝麻、龙眼肉（桂圆）等。

（2）食物以干为宜。晚餐食物宜干，以减少摄水量。

（3）动物性食物。宜吃猪腰、猪肝和肉等食物。

（4）白天适量饮水。对于遗尿患儿，白天不要限制其饮水量，要求遗尿患儿每日至少有 1 次保留尿液到有轻度胀满不适感，以锻炼膀胱功能。

2. 饮食禁忌

（1）巧克力、可乐。这些食物在小儿体内可产生变态反应，使膀胱壁膨胀，容量减小，并能促进平滑肌变得粗糙，产生痉挛。同时，变态反应会使小儿睡得过深，在有尿时不能醒来，导致遗尿。

（2）辛辣、刺激性食物。小儿神经系统发育不成熟，易兴奋，若食用这类食物，可使大脑皮质的功能失调，易发生遗尿。因此，在膳食中应忌辛辣、刺激性食物。

（3）晚餐后大量饮水。下午 4 点以后，督促遗尿孩子控制饮水量，忌流质饮食，晚餐尽量少喝水，以免加重肾脏负担，减少夜间排尿量。

（4）多盐、多糖和生冷食物。多盐、多糖皆可引起多饮、多尿，生冷食物可削弱脾胃功能，对肾无益，故应禁忌。

（5）玉米、薏苡仁、赤小豆、鲤鱼、西瓜。这些食物因味甘淡，利尿作用明显，可使遗尿病情加重，故应忌食。

五　4种粥、3种汤，有助于治疗遗尿症

饮食疗法治病已有数千年的历史，小儿遗尿同样可以用食疗的方法治好。

粥

1. 韭菜子粥

［主料］韭菜子15克，糯米50克。

［用法］韭菜子炒后研末，糯米50克煮粥，待粥熟后调入韭菜子，稍炖即成，一次食下，每日1次，连用1周。

［功用］补肾止遗。

［主治］小儿肾虚遗尿。

2. 白果羊肾粥

［主料］白果10～15克，羊肾1个，羊肉、粳米各50克，葱白3克。

［用法］将羊肾洗净，去脂膜，切成细丁；葱白洗净切成细节；羊肉洗净，白果、粳米淘净。再将它们一同放入锅内，加适量水熬粥，待肉熟米烂成粥时即成。吃羊肾、羊肉、白果，喝粥，每日2次，温热食。阴虚火旺者忌食。

［功用］补肾止遗。

［主治］适用于小儿肾虚遗尿。

3. 鱼鳔黄芪羊肉粥

［主料］黄芪、鱼鳔各30克，精羊肉40克，粳米30～50

克，精盐适量，葱白 1 根，生姜1片。

［用法］将精羊肉洗净后切细，然后与鱼鳔、黄芪、粳米共煮粥，待将成时，再加入精盐、生姜、葱白煮为稀粥。后捞出黄芪。每日 2 次，温热食，吃肉喝粥。

［功用］补肾助阳，健脾益气。

［主治］适用于小便频数，夜间多尿，脾虚遗尿，畏寒，乏力。

4. 芡实羊脊粥

［主料］芡实 100 克，羊脊骨 1 具，粳米 50 ~ 100 克，生姜汁 50 毫升。

［用法］羊脊骨带肉煮取汁，生姜汁与芡实、粳米同熬成粥，调味少许。空腹温服。

［功用］补脾肾，止遗。

［主治］小儿肾虚遗尿，小便失禁。

汤

1. 母鸡白果汤

［主料］母鸡 1 只（约 500 克），洗净后切小块，白果 30 克，肉桂 5 克。

［用法］加适量水，煮至烂熟，食肉喝汤，每周 1 只，连用半个月。

［功用］补肾止遗。

［主治］小儿肾虚遗尿。

2. 虾仁大葱汤

［主料］虾仁 1 两，大葱 2 根。

［用法］先将葱切成约 2 厘米段，再与虾仁共煮至熟。可用此汤煮面条、泡馍，或配大米饭食之。

［功用］补肾止遗。

［主治］小儿肾虚遗尿。

3. 桂圆杞子猪肾汤

［主料］鲜猪肾 1 个，龙眼肉（桂圆肉）10 克，枸杞子 12 克，油、盐各少许。

［用法］将猪肾洗净，切成小片，加油、盐拌好；将龙眼肉、枸杞子放入锅中，加适量清水煮沸，加入猪肾片煮熟即可。喝汤，食猪肾，每日 1 剂，分 2 次食完，连食 5～7 日。

［功用］补肾止遗。

［主治］小儿肾虚遗尿。

六　3 种菜肴，有助于治疗遗尿症

治疗小儿遗尿症的食疗菜肴如下。

1. 黑豆煲羊肉

［主料］新鲜羊肉 250 克，黑豆 150 克，陈皮 5 克，枸杞子 12 克，油 15 毫升，盐少量。

［用法］黑豆用水浸泡 2 小时，羊肉洗净，切成小块；陈皮切成丝。将锅烧热，放入油、盐及羊肉炒至半熟，加入枸杞子、陈皮，再炒片刻，加适量清水，用文火煲至黑豆烂熟即可。喝汤，食羊肉及黑豆。1 日内分 2 次食完，每周 1 剂，连食 5～

7剂。

[功用] 健脾益气，补肾固摄。

[主治] 适用于小儿肾阳不足引起的遗尿、多尿。

2. 小肚炖白果

[主料] 白果15～30克，猪小肚1只。

[用法] 先将猪小肚切开清洗干净，把白果放入猪小肚内，放入锅中，如常炖熟即可，也可煨熟吃。每日吃1次，连吃3日。

[功用] 固肾气，止遗尿。

[主治] 适用于小儿肾气不足引起的遗尿、多尿。

3. 韭菜炒鲜虾

[主料] 韭菜250克，鲜虾400克，菜油适量，盐、葱、姜、绍酒少许。

[用法] 先将韭菜、葱切段，姜切末，虾去壳。将锅烧热，倒入菜油，烧沸，放入葱节爆锅，倒入虾仁和韭菜，放入姜末、绍酒，连续翻炒至熟。佐餐常食。

[功用] 补肾固摄。

[主治] 适用于小儿肾阳不足引起的遗尿、多尿。

七 遗尿症的孩子，要管好吃、喝、睡

小儿遗尿的生活管理主要是吃、喝、睡。

1. 吃 夜间少吃太咸、味重、肉类等蛋白质类的食物，少

喝汤，以免摄取水分过多。多食清淡、偏干的食物。

2. 喝

减少喝水量：从生理上来说，过多喝水当然会使尿量增多，遗尿自然也就严重了。这种情况下，有计划逐渐减少白天、夜晚的喝水量，让遗尿孩子的喝水量达到同龄正常孩子的喝水量即可。当遗尿快好的时候，减少夜间的喝水量，许多患儿就不遗尿了。误区是家长让孩子白天也不喝水，这样孩子因缺水会生病。

改变喝水的习惯：尽量白天多喝水，把一天的水尽量白天喝完，给身体把水补足，夜晚的喝水量自然会减少，夜间产尿也就减少，许多患儿就不遗尿了。

3. 睡　不能过早，也不能过晚，最好在晚上 21:00—22:00 入睡。过早睡，喝进去的水没来得及代谢（水的代谢约 3 小时），夜间会产尿多，加重遗尿；过晚睡，患儿本身有唤醒障碍，因睡眠不足而疲劳，导致睡得太沉，膀胱有尿时，更不易唤醒。

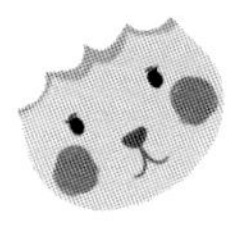

第七章

家长的干预措施

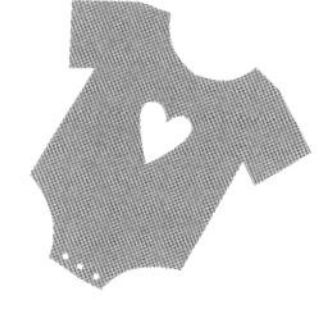

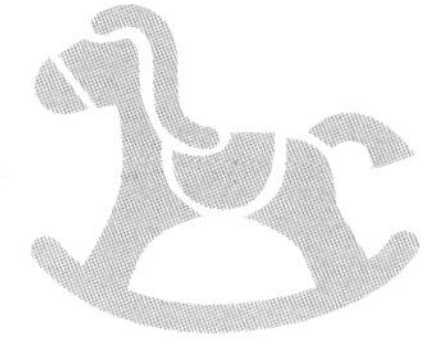

一 遗尿症有 8 类易患人群

1. 父母幼年有遗尿史的孩子。

2. 肾气不足的孩子。

3. 膀胱容量小的孩子。

4. 经常吃冷食、甜食、利尿食物后，尿多、尿比重低的孩子。

5. 白天喝水不多，晚上喝水多，睡前仍喝水的孩子。

6. 家长经常夜间叫醒排尿的孩子。

7. 没有从小进行排尿训练的孩子。

8. 一直穿纸尿裤的孩子。

二 小儿排尿训练最好是在孩子满 1 岁以后

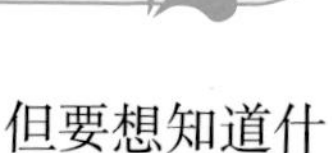

注重孩子的排尿训练是预防遗尿的基本措施，但要想知道什么时候对小儿进行排尿训练最好，就必须了解小儿排尿控制的发育情况。

出生至 6 个月：由于反射作用，白天与夜晚膀胱排空频繁。

6 ~ 12 个月：中枢神经系统（CNS）抑制反射作用，排尿频率降低。

1 ~ 2 岁：能感觉到膀胱胀满，并在行为或语言上表达。

3～4 岁：膀胱控制意识增强，能延时排尿。

5 岁：具有基本控尿、排尿能力。

由此可知，小儿排尿训练时间最好是在孩子满 1 岁以后。开始训练的时间过早，由于孩子的神经系统发育还不十分成熟，大脑皮质对皮质下中枢反射性排尿的控制机制还不十分完善，往往会造成失败，这就难免打击孩子的自信心。对孩子的大、小便训练主要是采取阳性强化法，每次成功后都应立即奖励孩子。

三　对待孩子的遗尿问题，家长要做好 4 个方面

◎ 当家长发现孩子有遗尿现象时，要到医院请遗尿专科医生检查。如果是生理因素或躯体疾病造成的，要考虑用药物治疗。还可以用让孩子多喝水的方法，增加膀胱容量，适当地憋尿，以训练对膀胱的控制力。当孩子尿尿时，可训练遗尿孩子时断时续，以体验膀胱括约肌的收缩。

◎ 对遗尿的孩子千万不要嘲笑，这样会加重孩子的自卑感，打击孩子的自信心，而且应该对孩子不遗尿的记录进行表扬和奖励。

◎ 及时发现孩子内心的焦虑、紧张及压力，教孩子学会放松，尤其是睡前多听轻松的音乐，以缓解内心的紧张。

◎ 对孩子进行专门的心理训练，如训练孩子的大脑神经中枢有效控制肌肉反应，效果非常突出，既促进了心身发育，又没有任何不良反应。

四 遗尿孩子共患神经性尿频，治疗要从3个方面加强

如果孩子患有遗尿症，不能因此去责骂。同时，还要消除孩子因遗尿而产生的自责感，避免过分紧张。否则，孩子由于过分紧张，每时每刻都在想“今晚可别遗尿”，这样尚未发育成熟的大脑神经中枢便形成了一个兴奋点，虽然此时膀胱贮尿不多，每次只能排出点滴尿液，但仍接到大脑反馈指令而不断排尿，便出现了神经性尿频。

如果遗尿的孩子已经出现神经性尿频，治疗要从3个方面加强。

◎ 家长不要再因遗尿责骂、恐吓、打孩子，要让孩子有一个宽松的环境和氛围，消除孩子对遗尿和尿频的自责、羞愧心理。这样，孩子的精神紧张就会慢慢消失。加上家长的关心、安抚和照料，其心理就会慢慢恢复正常，遗尿和神经性尿频就可能减轻。

◎ 在调适孩子心理的同时，帮助孩子建立良好的作息习惯，睡前少饮水，通过这些方法有助于减少遗尿。

◎ 针灸在治疗神经性尿频方面有一定效果。

五 遗尿孩子，要从5个方面护理

对遗尿孩子的护理注意以下5点。

◎ 家长首先要持正确的态度。遗尿并不是孩子的过失，而是膀胱控制排尿功能发育迟缓所致，家长应避免错误地责怪和惩罚孩子。

◎ 积极鼓励患儿消除怕难为情、精神紧张等消极因素，树立起一定能治好遗尿的信心。鼓励患儿积极主动配合治疗，一旦治疗后稍有好转，应进一步鼓励患儿树立信心。

◎ 改变孩子的睡眠深度，一般需进行行为训练，包括膀胱训练和唤醒训练，逐步过渡到不用唤醒也能自己醒来排尿。

◎ 每日晚饭至临睡前控制进水量，晚上要少吃含水分较多的食物。

◎ 自幼培养孩子按时排尿的习惯，对较大的儿童勿使其过度疲劳，临睡前避免情绪激动。

六　给遗尿孩子换下尿湿衣物的前提，是保证不干扰孩子睡眠

当家长发现孩子晚上遗尿时，该不该给孩子换睡衣、内裤确实是个值得思考的问题。

有的家长认为，放任不管孩子会感冒的，或者会习惯性遗尿的，还是给孩子换了好。实际上，因不换尿湿的睡衣而感冒的事例很少（除非在寒冷的冬季），也没有因不换尿湿的睡衣导致习惯性遗尿的事例。换不换衣服和遗尿没什么关系，只要家长朋友们不嫌麻烦，换也无妨。但如果换衣服时总把孩子弄醒的话，还不如不换衣服，让孩子安安静静地睡觉更好。这是因为，打断睡

眠才容易使遗尿成为习惯。如果孩子呼呼睡得正香，轻轻地换下湿衣物也可以。

总之，给孩子换下尿湿衣物的前提是要保证不干扰其睡眠。

七 不要在晚上给遗尿孩子用尿布或穿纸尿裤

一般地说，如果孩子白天已不用尿布或纸尿裤而改穿内裤，那么晚上也不该用尿布或纸尿裤。这是因为既然白天都不用婴儿尿布而改穿幼儿内裤，何必因孩子遗尿在晚上总像对婴儿一样让他穿尿布或纸尿裤呢？那样对孩子的生长发育并没有好处。因此，如果白天已彻底不用尿布或纸尿裤了，晚上也不应该用。

我知道各位家长朋友们都想开动脑筋把遗尿带来的麻烦减到最少，但对待马上就要上小学的孩子，还像对婴儿一样给他用尿布或纸尿裤，对孩子的心理成长也没有益处。

八 家长不要在意遗尿孩子尿湿内裤、被褥

每位做家长的都希望孩子不尿床、少尿床，自己和孩子都能安安稳稳地睡个好觉。下面我们看看一些家长朋友们采取干床行动方法的得失。

内裤：有的家长让孩子内裤中垫上尿布（纸尿布或者布尿

布），还有许多母亲使用了“尿不湿”，这种方法其实不可取，对治愈遗尿症无任何帮助。

褥子：弄湿褥子是最让人头疼的。有的家长使用尿布垫子等。因为尿布垫子比较硬，对孩子皮肤不好，所以有的家长用毛巾被等代替床单或将毛巾被铺在床单上。它的优点是吸水性强，不会渗到褥子上，多买几条毛巾被，清洗尿湿的毛巾被就可以。

被子：尿量多时也会弄湿被子，所以有的家长给孩子先盖一层容易洗的毛巾被，再盖被子，或者毛巾被缝在被子上，清洗尿湿的毛巾被。

每个家庭都采取了各种各样干床的方法。家长们千万不要因为孩子遗尿而焦躁不安，只要给孩子治疗了，就没必要为了孩子暂时不尿床而去干扰孩子的睡眠或采取其他不利于治愈孩子遗尿的方法，这样对治愈孩子遗尿有弊无利，还是让孩子尽情尿吧，家长忍耐一下，因治愈孩子遗尿的疗程轻者 3 个月，重者半年左右。

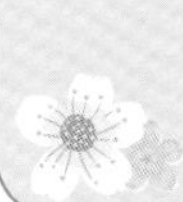

附　儿童遗尿症调查问卷

遗尿症是儿童的常见疾病，对儿童的身心健康造成了一定的伤害，也给家长带来了不少困扰。深圳市儿童医院儿童遗尿症门诊通过问卷形式调查 5 ~ 18 岁儿童遗尿症的患病率、病因、治疗及相关因素，为您孩子提供必要治疗帮助！

1. 孩子的性别？

○ 男

○ 女

2. 孩子的出生日期？

____

3. 您的孩子近 3 个月中夜间有过尿床吗？（指夜间睡眠中排尿于床上或尿湿衣裤）

○ 否

○ 是

4. 您的孩子近 3 个月中是否每个月至少有 1 次尿床？

○ 否

○ 是

5. 如果夜间不叫醒孩子上厕所或采取“把尿”的措施，您孩子现在的尿床频率是

○ ＜ 1 天 / 周

○ 1 天 / 周

○ 2 天 / 周

○ 3～4 天 / 周

○ 5～6 天 / 周

○ 每天都有

6. 如果晚上不叫醒孩子上厕所或采取“把尿”的措施，每晚尿床最多次数是

○ 1 次

○ 2 次

○ 3 次

○ 超过 4 次（含 4 次）

○ 无

7. 既往是否有过持续 6 个月不尿床期?

○ 否

○ 是

8. 孩子的亲属（包括兄弟姐妹、父母、祖父母及父母的兄弟姐妹）中是否有 5 岁以后仍尿床的（指 5 岁以后仍有每周 1 次以上在夜间睡眠中尿湿衣裤或排尿于床上）？

○ 否

○ 是，该亲属是孩子的____________

9. 您觉得孩子尿床给您和孩子带来多大的烦恼

	没有	有一点	经常有	比较大	很大
您的烦恼（如额外的家务负担、不敢带孩子外出旅行等）	○	○	○	○	○
孩子的烦恼（焦虑、自卑、不合群等）	○	○	○	○	○

10. 您觉得孩子尿床给您和孩子的睡眠带来多大影响

	没有	有一点	经常有	比较大	很大
对孩子睡眠的影响（如难以入睡、因半夜起床而睡眠质量降低等）	○	○	○	○	○
对您和您的配偶睡眠的影响（如难以入睡、因半夜起床而睡眠质量降低等）	○	○	○	○	○
对孩子在校的表现 / 成绩带来多大的影响（如因白天注意力不集中而打瞌睡等）	○	○	○	○	○

11. 您是否曾因孩子尿床而责备或打骂过孩子？

○ 否

○ 是

12. 在孩子发生尿床之前是否曾发生过一些影响孩子情绪的事件（如劳累、搬家、转校、父母吵架、父母离婚、遭遇校园暴力等）？

○ 否

○ 是

13. 您是否因孩子尿床而带他 / 她去看过医生？

○ 否

○ 是

14. 您曾去哪些科室就诊过

○ 小儿肾脏科

○ 小儿泌尿科

○ 中医科

○ 普通儿科

○ 心理科

○ 儿保科

○ 其他

15. 医师建议怎样处理孩子的尿床问题

○ 无任何建议，等待自愈

○ 形成规律生活（如睡前限制饮水量、睡前排尿等）

○ 膀胱训练

○ 使用尿湿警报器

○ 使用闹钟或家长夜间定时叫醒孩子排尿

○ 药物治疗如果有，请填写药物名称

○ 针灸治疗

○ 民间偏方

○ 其他

16. 您觉得目前的处理方式效果如何?

无效	一般	尚可	较好	完全改善
○	○	○	○	○

17. 您觉得接受过的治疗中最有效的方式是

○ 无任何建议，等待自愈

○ 形成规律生活（如睡前限制饮水量、睡前排尿等）

○ 膀胱训练

○ 使用尿湿警报器

○ 使用闹钟或家长夜间定时叫醒孩子排尿

○ 药物治疗如果有，请填写药物名称

○ 其他具体说明

○ 都没有效果

18. 孩子平时排大便情况怎么样？

○ ≥ 1 次 / 天

○ 3 ~ 6 次 / 周

○ < 3 次 / 周

19. 孩子白天是否有尿湿衣裤的症状？

○ 否

○ 是

20. 您的孩子白天尿湿衣裤一般在什么情况下出现

○ 尿急，排尿前

○ 咳嗽、打喷嚏

○ 运动，如跑步

○ 大笑

○ 其他

21. 孩子平时是否有排尿急、排尿痛、排尿次数增多、排尿中断的表现？

○ 否

○ 是

22. 孩子是否明确患有精神系统疾病或泌尿系统疾病？

○ 否

○ 是，所患疾病是____________

23. 孩子睡前（睡前 2 小时内）是否有喝饮料（包括牛奶）、水或食用含水量较多的水果等习惯?

○ 否

○ 是

24. 请输入您的手机号码：＿＿＿＿＿＿